图解

舌诊断病 ③

主 编　来要良　来要水

副主编　李 畅　马宏臣　易灿辉

编 者（以姓氏笔画为序）

马宏臣　李 畅　来要水

来要良　易灿辉　郭 雪

人民卫生出版社

·北 京·

图书在版编目（CIP）数据

图解舌诊断病 . 3 / 来要良，来要水主编 . —北京：
人民卫生出版社，2021.5

ISBN 978-7-117-31018-5

Ⅰ. ①图… Ⅱ. ①来… ②来… Ⅲ. ①舌诊 – 图解
Ⅳ. ①R241.25–64

中国版本图书馆 CIP 数据核字（2021）第 004422 号

人卫智网 www.ipmph.com	医学教育、学术、考试、健康，	
	购书智慧智能综合服务平台	
人卫官网 www.pmph.com	人卫官方资讯发布平台	

图解舌诊断病 3
Tujie Shezhen Duanbing 3

主　　编：来要良　来要水
出版发行：人民卫生出版社（中继线 010-59780011）
地　　址：北京市朝阳区潘家园南里 19 号
邮　　编：100021
E - mail：pmph @ pmph.com
购书热线：010-59787592　010-59787584　010-65264830
印　　刷：北京盛通印刷股份有限公司
经　　销：新华书店
开　　本：889×1194　1/32　印张：11
字　　数：276 千字
版　　次：2021 年 5 月第 1 版
印　　次：2021 年 5 月第 1 次印刷
标准书号：ISBN 978-7-117-31018-5
定　　价：59.80 元

打击盗版举报电话：**010-59787491**　E-mail：**WQ @ pmph.com**
质量问题联系电话：**010-59787234**　E-mail：**zhiliang @ pmph.com**

前言

　　舌诊是极具中医特色的诊断方法，是中医望、闻、问、切四诊中"望诊"的重要组成部分，能够较为客观地反映出人体内在的情况。曹炳章在《辨舌指南》中指出："四诊以望居先，察目色，观目神，辨舌苔，验齿垢，四者之中，尤以辨舌最为重要，盖舌为心之外候，苔乃胃之明征"，指出了舌诊对于我们人体疾病的重要性。又指出"辨舌质，可诀五脏之虚实；视舌苔，可察六淫之浅深。"舌与脏腑、经络、气血、津液有着密切的联系。脏腑病变，均可在舌上反映出来，通过舌质和舌苔的变化可以判断疾病的性质、病势的浅深、脏腑的虚实、津液的盈亏及气血的盛衰等。

　　中医妇科有自己的特色和优势，在女性疾病防治方面发挥着重要作用。其主要治疗范围包括月经病、带下病、妊娠病、产后病和杂病，尤其在调经、助孕和安胎方面有自己独特的优势。通过舌诊可判定女性气血盛衰、脏腑证候和功能强弱，以及治疗前后用药效果，有非常重要的作用。

　　有《图解舌诊断病》和《图解舌诊断病2》的基础，我们希望本书能继续带领大家在"舌诊断病"的路上走得更远。期望更多"妇科圣手"涌现，承医道，悟医理，传医术，共享妇科医技精华。如果您是一名临床医生，掌握"舌诊断病"，练就一双"高超的眼睛"，面对众多患者，就能既快又准确地识别疾病，进而诊断出患者的病证，并开出相应有效的处方。如果您是一名中医爱好者，学会看舌，可以帮您更加了解自己的健康状况。这样的舌象是怎么形成的，这样的舌象应该有什么样的症状，应该用什么样的方子有效？对日常保健提供正确的指导，无疑会对养生保健起到事半功倍的效果。

本书是对舌诊再认识提高的一本书，希望能提纲挈领，也希望有悟性的人举一反三，同时期待大家能对本书提出更多的认识和看法。特别指出，本书所给出的方药剂量均针对特定患者，广大读者在实施治疗时应辨证论治。

编 者

2021 年 2 月于北京

大抵寒、暑、燥、湿、风、火之气，木、火、土、金、水之形，亢极则所以害其物，承乘则所以制其极，然则极而成灾，复而得平，气运之妙，灼热而明矣，此亢则害，承乃制之意。

——元·朱震亨《丹溪心法》

目 录

第一章

妇科与舌诊

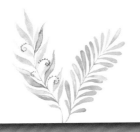

第一节

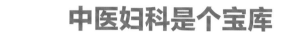

中医妇科是个宝库

　　很多人认为中医能治疗妇科病简直是天方夜谭，因为面对的是生孩子啊等等，中医能做试管婴儿吗？的确不能！可是你听说过有做完一次、两次，甚至三次以上试管婴儿还没能怀孕的吗？很多见！为什么种子种不上呢？其实一部分是女同志的"庄稼地"出了问题，姑且把子宫称为"庄稼地"，如果这个庄稼地很热，那么我相信在这个庄稼地里边待着的小家伙，也会出现躁动不安甚至流产；如果这个庄稼地很凉，就像冰窖一样，那么就算种了庄稼，做了试管婴儿，也会被冻得不再成长，往往会出现胎停，发育停滞，而众多女性子宫冰凉，小肚子冰凉，这确实存在，但是她们的体温都还基本上属于正常，激素水平稍微有点儿紊乱而已。中医药可以通过调养气血、温暖子宫而提升"庄稼地"的质量。那么，对于男同志来说，精子这个"小蝌蚪"如果出了问题呢？精子也像子宫一样会凉、会发育不全、会无动力，以为人工授精就真的能种上吗？

　　还有一些不了解中医的人认为，生孩子不是都去医院的产科吗？中医能做什么呀？这样一说好像古代的时候没有接生婆这个职业一样，没有医生参与一样？还有一部分人患有妇科炎症，比如说盆腔炎、宫颈炎、阴道炎等，这不都得靠西药来消炎治疗吗？好像一接触现代医学带个"炎"字，中医就不能治疗了一样，古代难道就没有这样的病吗？中医在中华民族五千年的文明史上，尤其在女性疾病防治方面发挥着巨大作用。早期的医家很早就开始运用中医理论针对女性的生理、病理特点及女性特有疾病的防治进行了相关研究。

无论男性还是女性，脏腑、经络、气血的活动规律基本是相同的。而女性在脏器方面有胞宫，在生理上有月经、胎孕、产育和哺乳等特有的功能，所以在病理上就会发生经、带、胎、产、杂病等特有的疾病。中医可治疗的妇科疾病如月经不调、崩漏、带下、子嗣、临产、产后、乳疾、癥瘕、前阴诸疾及杂病等。所以说，中医对妇科疾病的调理发挥着很重要的作用，比如说不能怀孕的，可以帮助她怀孕；怀孕后患肺炎、气管炎、支气管炎等疾病，中医照样能把这些疾病给去掉；而在怀孕期间出现妊娠呕吐，甚至在保胎方面，中医都在默默无闻地发挥着自身的价值。正是中医，几千年来默默地对妇女的保健事业和中华民族的繁衍昌盛作出了巨大贡献。

在古代的中医学著作中，留下了很多与现代医学解剖学不一样的专业名词术语，虽然叫的名字不一样，但是身上的"零部件"没有变，我们首先需要了解一下这些器官和现在的关联。

一、阴户

阴户又名四边，在古代泛指女性阴蒂、大小阴唇、阴唇系带及阴道前庭的部位。

二、玉门

玉门，又名龙门、胞门，相当于现代解剖学外生殖器的阴道口及处女膜的部位。在《脉经》《诸病源候论》中有记载："已产属胞门，未产属龙门，未嫁女属玉门。"说明古人很早就已经通过这个部位来判断已婚未婚、已产未产，看来古今认识是一致的。

阴户、玉门的功能是生育胎儿，排出月经、带下、恶露的关口，也是"合阴阳"的出入口，又是防止外邪侵入的关口。

三、阴道

阴道，又称子肠，是女性内生殖器官的一部分。"阴道"一词最早见于《诸病源候论》，阴道和子门是中医学的术语。"阴道"一词最早就是中医学中的固有解剖名称，且解剖位置与西医学一致。

阴道的功能：阴道是娩出胎儿，排出月经、带下、恶露的通道，是合阴阳、禁闭子精、防御外邪的处所。

四、子门

子门，又名子户，"子门"一词最早见于《黄帝内经》。子门是指子宫颈口的部位。

子门的功能：子门是主持排出月经和娩出胎儿的关口。

五、胞宫

胞宫的别名有很多，关于它的记载最早见于《黄帝内经》，又称为女子胞、子处、子宫、子脏、血室、胞室等。胞宫是女性的重要内生殖器官。

最早在《格致余论》《景岳全书》中对胞宫的形态做了进一步的阐述："阴阳交媾，胎孕乃凝，所藏之处，名曰子宫。一系在下，上有两歧，中分为二，形如合钵，一达于左，一达于右。"可见古人在对子宫形态的认识上，不但包括子宫的实体，而且把两侧的附件（输卵管、卵巢）都涵盖在内。

胞宫的功能：《黄帝内经》称女子胞为"奇恒之府"，说明了它的功能不同于一般的脏腑。

脏藏而不泻，腑泻而不藏，而胞宫亦泻亦藏，藏泻有时。它行经、蓄经、育胎、分娩，藏泻分明，各依其时，充分体现了胞宫功能的特殊性。胞宫所表现出来的功能，是人体生命活动的一部分，是脏腑、经络、气血作用的结果。

胞宫周期性地出血，月月如期，经常不变，称为"月经"。因它犹如月亮之盈亏，海水之涨落，有规律和有信征地一月来潮一次，故又称它为"月事""月水""月信"等。明·李时珍说："女子，阴类也，以血为主，其血上应太阴，下应海潮。月有盈亏，潮有朝夕，月事一月一行，与之相符，故谓之月水、月信、月经。"

（一）月经的生理现象

健康女子到了 14 岁左右，月经开始来潮。月经第一次来潮，称为初潮。月经初潮年龄可受地区、气候、体质、营养及文化的影响提早或推迟，在我国女子初潮年龄早至 11 周岁，迟至 18 周岁，都属正常范围。健康女子一般到 49 岁左右月经闭止，称为"绝经"或"断经"。在我国，女子 46~52 岁月经闭止，均为正常。

月经从初潮到绝经，除妊娠期、哺乳期外，都是有规律地按时来潮。正常月经是女子发育成熟的标志之一。正常月经周期一般为 28 天左右，但在 21~35 天也属正常范围。**经期**，指每次行经持续时间，正常者为 2~7 天，多数为 4~5 天。**经量**，指经期排出的血量，一般行经总量为 30~50ml，超过 80ml 称为月经过多；经期每日经量，第一天最少，第二天最多，第三天较多，第四天减少。**经色**，指月经的颜色，正常者多为暗红色；由于受经量的影响，月经开始时的颜色较淡，继而逐渐加深，最后又转呈淡红。**经质**，指经血的质地，正常经血应是不稀不稠，不凝结，无血块，也无特殊气味。经期一般无不适感觉，仅有部分女性经前和经期有轻微的腰酸、小腹发胀、情绪变化等，也属正常现象。

由于年龄、体质、气候变迁、生活环境等影响，月经周期、经期、经量等有时会有所改变。当根据月经不调之久暂、轻重、有症状、无症状而细细辨之，不可概作常论，贻误调治良机。

此外，有月经惯常二月一至的，称为"并月"；三月一至的，称为"居经"或"季经"；一年一行的，称为"避年"；终生不行经而能受孕的，称为"暗经"。还有受孕之初，按月行经而无损于胎儿的，称为"激经""盛胎""垢胎"。根据避年、居经、并月的最早记载，即晋·王叔和著《脉经》所述，避年、居经、并月应属病态，后世《诸病源候论》《本草纲目》等也认为是病态或异常，只有《医宗金鉴》将并月、居经、避年列为月经之常，似不切实际。

（二）月经的产生机制

月经的产生机制是女性生理方面的重要理论。在了解女性生殖脏器（胞宫），冲、任、督、带与胞宫，脏腑与胞宫、天癸等理论基础上，根据《黄帝内经素问·上古天真论》"女子七岁，肾气盛，齿更发长。二七而天癸至，任脉通，太冲脉盛，月事以时下，故有子……"的记载，可以明确月经产生的主要机制，即"肾气－天癸－冲任－胞宫"生殖轴。

1. **肾气盛**　肾藏精，主生殖。女子到了 14 岁左右，肾气盛，则先天之精化生的天癸在后天水谷之精的充养下最后成熟，同时通过天癸的作用，促成月经的出现。所以，在月经产生的机制中，肾气盛是起主导作用和决定作用的。

2. **天癸至**　天癸至，则月事以时下；天癸竭，则地道不通。说明天癸是促成月经产生的重要物质。"天癸至"是天癸自肾下达于冲任（自上向下行，曰至），并对冲任发挥重要生理作用。

3. **任通冲盛**　"任脉通，太冲脉盛"，是月经产生机制的又一重要环节，也是中心环节。"任脉通"是天癸达于任脉（通，达也），则任脉在天癸的作用下，所司精、血、津、液旺盛充沛。"太冲脉盛"，王冰说："肾脉与冲脉并，下行循足，合而盛大，故曰太冲。"

说明肾中元阴之气天癸通并于冲脉为"太冲脉"。冲脉盛（盛，音chéng）是指冲脉承受诸经之经血，血多而旺盛。《景岳全书·妇人规》说："然经本阴血，何脏无之？惟脏腑之血皆归冲脉，而冲为五脏六腑之血海，故经言：太冲脉盛，则月事以时下，此可见冲脉为月经之本也。"因此，"太冲脉盛"即天癸通于冲脉，冲脉在天癸的作用下，广聚脏腑之血，使血海盛满。

至此，由于天癸的作用，任脉所司精、血、津、液充沛，冲脉广聚脏腑之血而血盛。冲、任二脉相资，血海按时满盈，则月事以时下。血海虽专指冲脉，然冲、任二脉同起于胞中，又会于咽喉，这里应理解为泛指冲、任而言的。

4. 血溢胞宫，月经来潮 月经的产生是血海满盈、满而自溢，因此，血溢胞宫，月经来潮。

5. 与月经产生机理有关的因素 如脏腑、气血和督脉、带脉等参与了月经产生的生理活动。

◉ 督脉调节，带脉约束。肾所化生的天癸能够作用于冲、任二脉，同样可以作用于督、带二脉。即在天癸的作用下，督、带二脉调节和约束冲、任二脉及胞宫的功能，使月经按时来潮。因此，督脉的调节和带脉的约束应该是控制月经周期性的重要因素。

◉ 气血是化生月经的基本物质。气血充盛，血海按时满盈，才能经事如期。月经的成分主要是血，而血的统摄和运行有赖于气的调节，同时气又要靠血的营养。输注和蓄存于冲、任二脉的气血，在天癸的作用下化为经血。因此，在月经产生的机制上，气血是最基本的物质。

◉ 脏腑为气血之源。气血来源于脏腑。在经络上，五脏六腑、十二经脉与冲、任、督、带四脉相联，并借冲、任、督、带四脉与胞宫相通。在功能上，心主血、肝藏血、脾统血，胃主受纳腐熟，与脾同为生化之源；肾藏精，精化血；肺主一身之气，朝百脉而输布精微。故五脏安和，气血调畅，则血海按时满盈，经事如期，可见脏腑在月经产生的机制上有重要作用。

综前所述，在"肾气－天癸－冲任－胞宫"月经产生机制的过程中，肾气化生天癸为主导；天癸是元阴的物质，表现出化生月经的动力作用；冲脉、任脉受督脉、带脉的调节和约束，受脏腑气血的资助，在天癸的作用下，广聚脏腑之血，血海按时满盈，满溢于胞宫，化为经血，使月经按期来潮。

（三）月经产生机制的临床意义

月经的产生机制，对妇科临床病机和治疗原则的确定有重要的指导意义。

1. 从"肾气－天癸－冲任－胞宫"的月经产生机制中可以看出，肾气在女性的生理活动中起主导作用而具有特殊地位。在治疗妇科疾病时，肾气是时刻要考虑的因素，如月经不调、崩漏、经闭、痛经、胎动不安、滑胎、不孕等多因肾气虚损所致，因此补益肾气是治疗的关键，而又常收到较好的效果。所以，补肾是妇科的重要治疗原则。

2. 气血参与月经产生的生理活动，是冲脉、任脉维持胞宫正常生理活动的基本物质。无论何种原因导致气血失调，如气血虚弱、气滞血瘀、气郁、血热、血寒等，都能直接影响冲脉、任脉的功能，导致胞宫发生经、带、胎、产诸病。所以，气血失调成为妇科疾病的重要病机。因而调理气血在妇科疾病治疗中占有重要地位而成为又一治疗原则。

3. 脏腑化生气血，与冲脉、任脉有密切的经络联系，参与月经产生的生理活动，因此，致病因素导致脏腑功能失常也会影响冲脉、任脉而使胞宫发生经、带、胎、产诸病。所以，脏腑功能失常成为妇科疾病的又一重要病机，其中肾、肝、脾、胃与冲、任二脉在经络上和功能上关系最为密切。肝主疏泄，性喜条达，藏血而司血海；脾司中气而统血，与胃同为气血生化之源。若肝失条达，疏泄无度；或脾气不足，血失统摄；或脾胃虚弱，气血化源不足，都可影响冲脉、任脉功能而发病。因此，在治疗上，疏肝养肝、健脾和胃成为妇科疾病重要的治疗原则。

4. 在月经产生机制的理论中，中医学"肾气－天癸－冲任－胞宫"的过程与西医学"丘脑－垂体－卵巢－子宫"的环路相对应，这为中西医结合治疗月经病提供了理论依据。从西医角度看，一些属丘脑－垂体－卵巢轴调节障碍的功能性疾病，如月经不调、功能性子宫出血、闭经等，运用中医"补肾气，调冲任"的方法治疗，可收到较好的治疗效果。因此，中医学的月经产生机制具有重要的临床意义。

夫经水出诸肾，而肝为肾之子，肝郁则肾亦郁矣。

——清·傅山《傅青主女科》

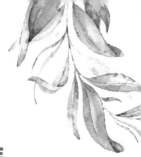

第二节

四诊看妇科病

一、望诊

（一）望神志

在判定妇科急症、重症时，望神志非常重要。望神主要在于眼神、神态和动作。

患者眼神呆板、精神烦躁或萎靡、反应迟钝，考虑血崩、宫外孕等出血类急症，注意失血或晕厥。

患者眼神呆滞、精神疲惫、肌肉消瘦、表情淡漠，为气阴亏虚重证。

（二）望形态

全身形态

成年女子身材矮小，乳房平坦如未成年幼女者，为先天肾精不足。

患者肥胖，体毛较多，动则气短，容易出汗疲劳，多为阳虚、气虚、痰湿，多见月经不调、闭经、带下、不孕等疾病。

患者体型偏瘦，肤色偏白，多为气血不足，容易出现月经先后无定期、痛经、滑胎等。

局部形态

毛发：成年女性，毛发黑亮润泽，疏密适中，为气血充足，反之则为气血亏虚，肾精不足；体毛粗长，多为肾虚痰湿之征，可见闭经、多囊卵巢综合征等。

乳房：正常女性，乳房隆起，孕期增大，乳晕加深，产后泌乳为正常生理现象。产后乳房松软，乳汁清稀为气血虚弱。产后乳房局部红肿热痛，乳汁分泌不畅，为乳痈。乳头溢血，局部肿块或凹陷，呈橘皮样，多为乳癌。

（三）望面色

心其华在面，观察面部颜色与光泽，可了解气血的盛衰。

色白无华：面色较正常人白而无光泽，多为气虚、血脱，见于长期失血者，如崩漏、月经过多。

面色萎黄：面色淡黄，无光泽，多为肝郁、脾虚、湿盛或血虚，见于月经过多、闭经、月经不调或孕产后失血过多。

面色红赤：面色红而亮，多为实热，见于月经先期、月经过多、崩漏等疾病。

面色晦黯：面色青暗而无光泽，多为妇科慢性病，如盆腔炎、月经不调等；面色晦黯或黄褐斑较多，多为肾虚、肝郁或血瘀为主。

（四）望唇色

口唇颜色与气血运行状况有关，但现在很多人进行了文唇和涂抹唇膏，应加以鉴别。

口唇色暗：多为血瘀、肾虚、脾虚，见于月经病、不孕症和带下病等。

口唇色淡：多与气血不足、脾虚、肾虚有关，见于月经不调、崩漏、痛经、带下病、不孕症等。

（五）望舌

很多人去看中医都会遇到这样的情况，要吐一下舌头，那么为什么中医要看舌头呢？望舌在临床中有很重要的意义。

1. 判断邪正盛衰 如舌质红润，主气血旺盛；舌色淡白，为气血两虚。

2. 区别病邪性质 如热邪可致舌红绛，舌苔黄或灰黑而干燥；寒邪可致舌淡紫，苔白或灰黑而滑腻。

3. 分辨病位浅深 如薄苔主病邪在表；厚苔主病邪入里。舌红则邪尚在气分；舌绛紫则邪已深入营血。

4. 判断病势与预后，推断病势进退 如苔色由白转黄，苔质由薄转厚，由润转燥，多为病邪由表入里，由轻变重，由寒化热，为病进。反之，则为病邪渐退。

舌诊是通过观察舌头色泽、形态的变化来辅助诊断及鉴别的一个简单有效的方法。中医认为，舌为心之苗，脾之外候，苔由胃气所生。脏腑通过经脉与舌相联系，手少阴之别系舌本，足少阴之脉挟舌本，足厥阴之脉络舌本，足太阴之脉连舌本，散舌下，故人体内脏若有病变，可以非常直观地反映在舌头上，通过观察舌质和舌苔的形态、色泽、润燥等，以此判断疾病的性质、病势的浅深、气血的盛衰、津液的盈亏及脏腑的虚实等。因此，学会看舌，可以帮你更加了解自己的健康状况。

望舌包括望舌质和望舌苔。

1. 望舌质 舌质是舌体的本身。舌质望诊也应注意神、色、形、态的变化。

◈ **舌神：**主要表现为舌质的枯荣。

枯荣	预后
舌体荣润红活者	多数病情较轻，预后较好
舌体干枯无华，僵硬或瘦者	表明病久病重，治疗困难，预后欠佳

● **舌色**：有红、黄、绛、紫、灰、黑等几种。

舌色	病症表现
舌色较正常红者	多为热
舌尖红赤	为心火或兼有肺热
舌边红赤	为肝胆之火炽盛，往往见于月经先期、月经过多、崩漏、经行吐衄等
舌色较正常淡者	多属血虚
淡白者	多因气血亏损或兼有内寒，多见于月经后期、月经过少、闭经、痛经等
舌色较正常黯	多属气血瘀滞，运行不畅，可见于月经不调、经行乳胀、经行胃痛、经行胁痛等
舌色黯甚，或见有瘀点或瘀斑者	多属瘀血内阻，见于痛经、闭经、人工流产后胚胎残留等

● **舌形与舌态**：包括舌的老嫩、芒刺、裂纹、胖、瘪，舌的软、硬、战、痿、歪、舒、缩、吐弄等。

舌形与舌态	病症表现
舌胖大湿润，或边有齿痕者	多为脾虚或脾虚夹痰，常见于经行浮肿、经行泄泻、经断前后诸证等
舌瘪瘦小而薄	多属津亏血少
舌瘦薄而色淡者	多为气血俱虚，常见于月经后期、月经量少、崩漏、闭经等
舌瘦薄而色赤干燥或有裂纹者	多为阴虚火旺，阴津耗损，常见于经行量多、月经先期、崩漏、经行发热、经行腰痛等

舌体柔软和强硬的意义

舌体柔软和强硬	病情程度	病症
舌体柔软灵活者	病情较轻，病程短暂	月经病在临床中以此种舌态为主
舌体强硬者	病情较重，多由热邪盛极或瘀阻经脉而致	可见于经行抽搐、经行神志失常等

2. 望舌苔　舌苔是舌面的苔垢。

舌苔内容	舌苔之厚薄	可察邪气之盛衰
	舌苔之颜色	可诊病情之寒热
	舌苔之润燥	可候津液之存亡
苔色意义	舌苔白者	多属寒
	舌苔黄者	多属热
	舌苔黑者	有寒或有热，多属病久而重
	苔白腻者	多主寒湿
	苔白而干者	多主寒邪化热伤津
	苔黄腻者	多主湿热
	苔黄糙者	多属胃热伤津
	苔黄厚者	多属胃肠湿热
	苔黑薄者	多属虚寒
	苔黑厚者	多为湿热之甚

3. 脏腑在舌上的定位

中医认为——舌尖代表心肺，舌中代表脾胃，舌根代表肾，舌两侧代表肝胆，如下图。

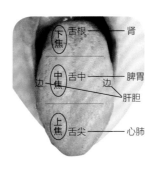

舌诊脏腑部位分布图

通过临床摸索，笔者将舌诊定位更加明晰化，以三焦、脏腑为准则，进行分类定位，一般望了舌头就要知道患者身体的哪一部分有问题，再加上通过舌质、舌苔的判断，就可以开药方。可以做到：不用病家开口，便知疾病有没有的效果。

舌与人体及内脏的对应关系

分类	部位		代表人体部位
上焦 （舌前 1/3）	以舌中为中线，分为左边舌，代表左半身；右边舌，代表右半身	舌尖中部	咽喉、心、脑
		舌尖左部位	左头、左耳、左肩、左肺、左乳房
		舌尖右部位	右头、右耳、右肩、右肺、右乳房
中焦 （舌中 1/3）		舌中	脾胃
		舌边左部位	左腹部、肝胆
		舌边右部位	右腹部、肝胆
下焦 （舌后 1/3）		舌根中部	膀胱、子宫、前列腺
		舌根左部位	左肾、左输卵管、左盆腔
		舌根右部位	右肾、右输卵管、右盆腔

（六）望月经

笔者在《望闻问切的不藏之秘》这本书中详细讲述了望诊。根据妇科的特点，我们除观察女性的神志、形态、面色、唇色、舌质、舌苔外，还应注意观察月经、带下和恶露的量、色、质的变化。

1. 月经

	经量	经色	经质
月经	经量过多，多属血热或气虚	经色紫红或鲜红，多属血热	经质稠黏，多属瘀、热
	经量过少，多属血虚、肾虚或寒凝血滞	经色淡红，多属气虚、血虚	经质稀薄，多属虚、寒
	经量时多时少，多属气郁、肾虚	经色紫黯，多属瘀滞	夹紫黯血块者，多属血瘀

2. 带下

	量	色	质
带下	带下量多，是属病态，或因湿或湿热较重，或由脾虚、肾虚所致，临证必当详辨	带下色白，多属脾虚、肾虚	带质清稀，多属脾虚、肾虚
		带下色黄，多属湿热或湿毒	带质稠黏，多属湿热蕴结或火热炽盛
		带下色赤或赤白相兼，多属血热或邪毒	

3. 恶露

恶露表现	病症
量多，色淡，质稀者	多为气虚

恶露表现	病症
色鲜红或紫红，稠黏者	多为血热
色紫黑有块者	多为血瘀

二、闻诊

闻诊包括耳听声音、鼻嗅气味两个方面。

1. **耳听声音** 如语音低微者，多属中气不足；寡欢少语，时欲太息，多属肝气郁结；声高气粗，甚或语无伦次者，多属实证、热证；嗳气频作，或恶心、呕吐者，多属胃气上逆、脾胃不和；喘咳气急者，多属饮停心下，或肺气失宣。

2. **鼻嗅气味** 了解病体及病室气味，以辨阴阳、寒热。妇科主要是了解月经、带下、恶露等气味。若气味腥臭，多属寒湿；气味臭秽，多属血热或湿热蕴结；气味恶臭难闻者，多属邪毒壅盛，或瘀浊败脓等病变，为临床险证。

三、问诊

问诊是诊察疾病的重要方法之一，通过问诊可以了解患者的起居、饮食、特殊的生活习惯等，同时了解疾病的发生、发展、治疗经过、现在症状及其他与疾病有关的情况，为诊断提供重要依据。在妇科疾病的诊察中，要熟练掌握与女性经、带、胎、产有关的问诊内容。

1. **年龄** 不同年龄的女性，由于生理上的差异，表现在病理上各有特点，因此在治疗中也各有侧重。一般来说，青春期常因肾气未充，易导致月经疾患。中年女性由于胎产、哺乳，数伤于血，肝肾失养，常出现月经不调、胎前产后诸证。老年女性脾肾虚衰，易发生经断前后诸证、恶性肿瘤等。

2. **主诉**　应该包括两个要素，即主要病症性质和发生时间。主诉在问诊时必须首先询问清楚，在具体书写时要求文字简练、精确。主诉为妇科的其他问诊内容提供了线索，在疾病的诊断上有重要价值。

3. **现病史**　包括发病原因或诱因，起病缓急，开始有哪些症状，治疗经过与效果，现在有何症状等。

4. **月经史**　了解月经初潮年龄，末次月经日期，月经周期，经行天数，经量、经色、经质的变化，经期前后的症状，现在或经断前后的情况。月经初潮年龄多在 13~14 岁，一个月经周期一般为28~30 日，每次月经持续时间多为 3~5 日。

经期	病症
经期提前	多属血热或气虚
经期错后	多属血虚或寒凝
经期或先或后	多属肝郁或肾虚
月经持续超过 7 天以上者	属月经过多或经期延长
不足 2 天者	属月经过少

育龄女性突然停经，应注意是否妊娠。

经期疼痛形式	病症
经前或经期小腹疼痛拒按	多属实证
经后腰酸腹痛，按之痛减	多属虚证
胀甚于痛者	多属气滞
痛甚于胀者	多属血瘀
小腹冷痛喜按，得温痛减	多属虚寒

经期疼痛形式	病症
小腹冷痛拒按，得温痛减	多属实寒

5. **带下** 询问带下的量、色、质、气味等情况，也须结合望诊、闻诊进行辨证。前面望诊内容中已有描述，另外，还应注意阴部有无坠、胀、痒、痛等情况。

6. **婚产史** 问结婚年龄，配偶健康情况，孕产次数，有无堕胎、小产、难产、死胎、葡萄胎、胎前产后诸证以及避孕措施等。

7. **既往史** 目的在于了解过去病史与现在妇科疾病的关系。既往有慢性肾病史，怀孕后可能浮肿较重；既往有高血压病史，怀孕末期患子晕、子痫机会多，而且病情较重，应予重视。

严重贫血、心力衰竭、药物中毒、严重感染等，常可导致死胎、堕胎、小产；结核病、反复刮宫，常可导致闭经。

8. **家族史** 着重了解有无遗传性疾病、肿瘤病史等。另外，肝炎、肺结核也有一定家族性，与生活上的经常接触有关。

9. **个人生活史** 包括职业、工作环境、生活习惯、嗜好、家庭情况等。

生活史	病症
如久居湿地，或在阴湿地区工作	常为寒湿所侵
偏嗜辛辣	易致血热
家庭不和睦	常使肝气郁结
经期、产后不禁房事	易致肾气亏损，或感染邪毒
孕前酗酒	可引起胎儿"酒精中毒综合征"
孕后大量吸烟	可致流产、死胎、畸胎、低体重儿及胎儿宫内窒息等

四、切诊

切诊包括切脉与按察胸腹、四肢。

1. **脉诊** 针对妇科疾病寒、热、虚、实的辨证，脉诊方法与其他科疾病相同。这里仅就经、带、胎、产的常见脉象阐述如下。

◉ 月经脉

月经常脉：月经将至，或正值月经来潮期间，脉多滑利。

月经病脉：主要有虚、实、寒、热四个方面。

脉象	病症
脉缓弱者	多属气虚
脉细而无力或细弱者	多属血虚
脉沉细者	多属肾气虚
脉细数者	多属肾阴虚，或虚热
脉沉细而迟或沉弱者	多属肾阳虚
脉弦者	多属气滞、肝郁
脉涩而有力或滑者	多属血瘀
脉滑而有力者	多属痰湿与热搏结
脉沉紧者	多属血寒
脉沉迟无力者	多属虚寒
脉沉紧或濡缓者	多属寒湿凝滞
脉滑数、洪数者	多属血热
脉细数者	多属虚热
脉弦数有力者	多属肝郁化热、痛证、水饮

◎ 带下脉：带下量多本属病态，所以，带下只有病脉。

脉象	病症
脉缓滑者	多属脾虚湿盛
脉沉弱者	多属肾气虚损
脉滑数或弦数者	多见湿热
脉沉紧或濡缓	多见寒湿

◎ **妊娠脉**

妊娠常脉：妊娠 3 个月后，六脉多平和而滑利，按之不绝，尺脉尤甚。

妊娠病脉：见下表。

脉象	病症
妊娠脉现沉细而涩，或两尺弱甚	多属肾气虚衰，冲任不足，易致胎动不安、堕胎等
妊娠末期脉弦而劲急，或弦细而数	多属肝阴不足，肝阳偏亢，易致妊娠眩晕、妊娠痫证

◎ **临产脉**：又称离经脉。

一般来说，离经脉是六脉浮大而滑，即产时则尺脉转急，如切绳转珠，同时中指本节、中节甚至末端指侧动脉搏动。

《脉经》记载："怀妊离经，其脉浮。"

《妇人大全良方》记载："沉细而滑亦同名"。

《证治准绳》记载："诊其尺脉转急，如切绳转珠者，即产也。"

《薛氏医案》记载："试捏产母手中指，中节或本节跳动，方与临盆即产矣。"

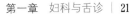

🌀 产后脉

脉象	病症
产后冲、任气血多虚	脉多见虚缓平和
若脉浮滑而数	多属阴血未复，虚阳上泛，或外感实邪
脉沉细涩弱者	多属血脱虚损诸证

2. 按诊　妇产科疾病的按诊，主要是按察腹部、四肢。

凡痛经、闭经、癥瘕等病证，临证应按察小腹，以辨证之虚实，以明结块之有无，并审孕病之区别。

部位	病症	
按察腹部	若妇女经行之际，小腹疼痛拒按	多属于实
	隐痛而喜按	多属于虚
	诊四肢不温，小腹疼痛，喜热喜按	多属虚寒
	若察得小腹内有结块，则为癥瘕之病，其结块坚硬，推之不动，按之痛甚者	为血瘀
	其结块不硬、推之可移，按之可散者	为气滞
按察四肢	若四肢冷凉	多为阳虚、气虚之征
	若手足心热	属阴虚内热之象
	妊娠肿胀者	临诊常按下肢
	若按胫凹陷明显，甚或没指者	多属水盛肿胀
	按之压痕不显，随手而起者	属气盛肿胀

凡孕妇产前检查，应按察腹部。

总之，临床上宜四诊合参，抓住主症，分析病变所在，才能作出正确的诊断。

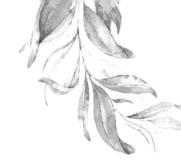

第三节 观舌方法

以上介绍了四诊在妇科中的应用，舌诊的详细学习可以参考《图解舌诊断病》《图解舌诊断病2》。

舌能直观地反映身体的症状，是一个特别微妙的器官。舌与内脏相联系，可以观察到体内脏腑的运行状况，学会舌诊大家可以自己筛查，发现问题可以及时就医。

观舌时，舌要自然伸出，最好选择在充足的自然光线下进行。正常人的舌体柔软灵活，颜色淡红，富有生气，舌体表面还铺有一层薄薄的舌苔，呈白色，干湿适度，舌底血管脉络粗细度适中且平滑，长度不超过舌底1/2。各种舌象，反映人体的不同状况。看舌象，还要注意季节，判断时要做调整。

观察舌应该从舌质、舌苔以及舌底血管脉络等几方面进行。

舌质→→舌苔→→舌底血管脉络

其中，舌质包括了舌的大小、形状、颜色、厚薄度、软硬度以及表面裂纹情况；舌苔包括苔的颜色、润泽度、厚薄度以及是否有苔斑；舌底血管脉络主要从长、短、粗、细进行观察。

伸出舌头的时候也要注意，应该缓慢伸出，不宜太快、太紧张，伸出后放在嘴唇边上，尽量放松。注意舌头伸出时的形态其实也是对舌态的观察。

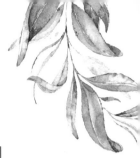

第四节 舌下络脉辨识

　　舌下络脉我们在前几本舌诊书中较少提及，它属于舌诊的一个组成部分。因女性多好发肝郁气滞或者肝郁血瘀、寒凝血脉等瘀滞疾病，故在本书中扼要讲述一下。

　　舌下络脉是分布在舌体下面，通过经络与脏腑气血相互连接，为人体上部的苗窍，是反映脏腑之寒热、气血之虚实瘀滞的外在表现。《黄帝内经》记载：舌为心之苗；手少阴心经之别系舌本；足厥阴肝经络舌本；足太阴脾经，连舌本，散舌下；足少阴肾经，挟舌本。肺系上通咽喉连于舌本，各脏腑均气血相贯，通过经络而上通于舌。脏腑的寒热，气血的虚实瘀滞，首先会在舌下络脉的颜色和形态上有所变化，尤其是瘀血证更为明显。舌下络脉淡白的较少见，而色暗瘀滞的多见，是体内瘀滞轻重的一个表现，也是我们应用活血化瘀药物效果好坏的客观依据，对瘀血证的辨证施治具有较高的临床诊断价值和意义。

　　舌下络脉有颜色和形态变化之分。我们在观察全身络脉的时候，往往受人群以及各种体质不同的影响，皮肤颜色也会表现不一，而舌下络脉是最不受皮肤颜色变化影响的一个部位，是最宜显露，也是最能反映五脏六腑的一个位置。目前临床中多用于心脑血管疾病、肾病、肝病、脾胃病的病情轻重预后判断、辨证分型。

舌下络脉的形态和颜色

舌下络脉		病症
形态	粗长怒张	多为气滞血瘀或气虚血滞、血行不畅之象
	细短紧束	多由寒凝或阳虚导致血运不畅之候
颜色	虚	淡红细小而短
	瘀	青紫怒张而长
	寒	淡紫而紧束
	热	紫红而粗长

颜色	形态		病症
青紫色	脉形粗长怒张；小络脉青紫或暗赤弯曲，或有小颗粒者	为气滞血瘀或夹痰瘀阻之证	常见于癥积、臌胀、真心痛、喘嗽（肺心衰）、咳血、吐衄、便血、痛经（血瘀）、闭经等病证
	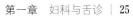		

颜色	形态		病症
淡紫色	脉形粗长怒张或细短紧束；小络脉淡紫或有小颗粒者	为寒凝或阳虚血运不畅、气虚血滞之证	常见于胸痹心痛，中风半身不遂、肢体麻木不仁，水肿、臌胀，脾胃虚寒之脘腹冷痛，痛经（寒凝血滞）、宫寒不孕、闭经等病证
	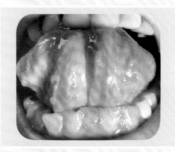		
紫红色	脉形粗长怒张或细长弯曲；小络脉红赤或深蓝色弯曲或有小颗粒者	为热壅血瘀或湿阻血瘀之证	常见于湿热病热入营血，痈肿、黄疸、腹胀（湿热）、头痛（火热）、湿热痹证、痛经（热瘀）、月经不调、崩漏、带下等病证
	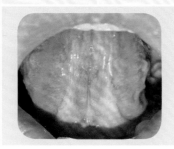	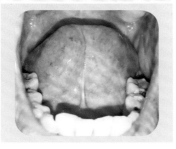	

颜色	形态	病症
淡红色或浅蓝色	脉形细小而短，小络脉多无变化，脉形可见紧束或弯曲	属气虚血弱、阴阳俱虚之候，兼夹瘀滞者	常见于慢性消耗性病证，如虚劳、消渴、久泻久痢，脾胃亏虚之脘腹隐痛，不孕（虚损）、滑胎、经后腹痛、血亏闭经、气虚崩漏等病证

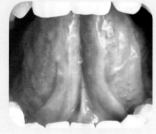

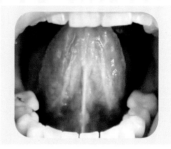

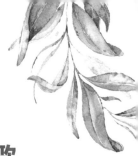

第五节　妊娠用药禁忌歌

对于临床医生来说，尤其对于专治妇科病的医生来说，妊娠禁忌用药非常重要，因为要面对两个生命。妊娠禁忌歌，朗朗上口，是学习中药学以及中医妇科学时需要熟记的，又称妊娠用药禁忌歌。本歌诀中所列的中草药是历代医家对妊娠孕妇以及胎儿是否有影响的总结，为妊娠孕妇所禁忌的药物。凡是活血化瘀、利水、软坚散结、大泻大下、大寒、大热之品，孕妇均应禁用。孕妇在妊娠期用药需谨慎，一定要慎之又慎，否则会引起流产、早产，甚至影响胎儿的发育。

其实，孕妇并不是什么药都不能用，大可不必看见药物就如遇虎狼。只要没有流产见红、胎动不安之症，处方中没有致畸性的中药，就不必担心，完全可以安全妊娠生育。

妊娠期间合理选择安全的药物才是健康生育的保障。但是一般情况下，大多数孕妇并不能完全放心，而更多不了解中药药性的医师，往往给出模棱两可的答案。这使很多女性在不必要的情况下选择终止妊娠、进行清宫手术等，而这又常是引发继发性不孕的一个重要诱因。

那么问题来了，怀孕期哪些中药是不能服用的呢？

在《中华人民共和国药典》及历代本草著作中，药物的药性理论专有记载孕妇禁忌的条文，主要有孕妇禁用、慎用、忌用三类。古代就专门有"妊娠禁忌歌"，用来指导临床用药。

<h1 align="center">妊娠禁忌歌</h1>

蚖^① 斑^② 水蛭及虻虫，乌头附子配天雄。

野葛水银并巴豆，　　　牛膝薏苡与蜈蚣。

三棱芫花^③代赭^④麝，大戟蝉蜕黄雌雄^⑤。

牙硝芒硝牡丹桂，　　　槐花牵牛皂角同。

半夏南星与通草，　　　瞿麦干姜桃仁通^⑥。

硇砂干漆蟹爪甲，　　　地胆茅根都失中。

　　临床中妊娠期用药有禁忌的不仅仅"妊娠禁忌歌"中的40味。以中药的功效来说，除了大毒、有毒中药之外，孕妇不宜使用的中药主要集中在活血化瘀、通经破血、破气化滞、峻下逐水、泻下通便、利水通淋、芳香开窍、辛温大热等药性的药物。

　　以具有法律效应、国家权威著作《中华人民共和国药典》（2015年版）为标准，孕妇禁用的中药有38味：丁公藤、三棱、干漆、地鳖虫、千金子、千金子霜、生川乌、马钱子粉、马兜铃、天仙子、天仙藤、巴豆、巴豆霜、水蛭、甘遂、朱砂、全蝎、红粉、芫花、两头尖、阿魏、京大戟、闹羊花、草乌、制草乌、草乌叶、牵牛子、轻粉、洋金花、莪术、皂角（猪牙皂）、商陆、斑蝥、雄黄、黑种草子、蜈蚣、麝香、罂粟壳。

　　孕妇慎用的中药有56味：人工牛黄、三七、大黄、川牛膝、

----

　　① 蚖：同螈，亦指蝾螈，属蝾螈科，以各类昆虫、小鱼或蝌蚪类为食，主要分布在中国中部及东部，是一种体内受精的两栖动物。

　　② 斑：指斑蝥，有很强的肾毒性，属剧毒物品，能分泌被称为斑蝥素的液体，用来防御敌害。

　　③ 芫：指芫花，别名为药鱼草、老鼠花、闹鱼花、头痛花、闷头花、头痛皮、石棉皮、泡米花、泥秋树、黄大戟、蜀桑、鱼毒。芫花的花冠，性味辛、苦、寒，有毒。

　　④ 代赭：即代赭石。

　　⑤ 黄雌雄：即雌黄、雄黄。

　　⑥ 通：指木通。

制川乌、小驳骨、飞扬草、王不留行、天花粉、生天南星、制天南星、天然冰片、木鳖子、天然牛黄、肉桂、片姜黄、牛膝、艾片、白附子、玄明粉、西红花、冰片、红花、芦荟、苏木、牡丹皮、皂矾、体外牛黄、附子、苦楝皮、没药、郁李仁、虎杖、金铁锁、乳香、卷柏、枳实、禹余粮、禹州漏芦、急性子、穿山甲、桂枝、桃仁、凌霄花、益母草、通草、黄蜀葵花、常山、硫黄、番泻叶、蒲黄、漏芦、赭石、薏苡仁、瞿麦、蟾酥。

孕妇忌用的中药有 2 味：大皂角、天山雪莲。

总体来说，孕妇禁用的药物多是有毒中药，存在致畸性的风险。孕妇慎用、忌用的药物存在流产、动胎的风险。还有一些中成药，孕妇也不宜服用，主要是含有以上孕妇禁忌类药物的中成药，比如含有牛黄、大黄的三黄片、牛黄解毒片等，具体请查看中成药的药品说明书或查看药物成分中有无以上禁忌类药物。

徐灵胎曰：
一病必有一主方，
一方必有一主药。

第二章

月经病

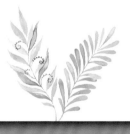

随着现代生活节奏的加快和社会关系的复杂化，以及饮食不节、起居无常，妇科疾病呈现出越来越多的趋势，而其中又以月经病首当其冲。月经周期发生了变化，月经经期和经量发生了异常，以及伴随月经周期出现明显不适症状的这一类疾病，我们通称为月经病，是妇科临床的常见病、多发病。

常见的月经病有月经先期、月经后期、月经先后无定期、月经过多、月经过少、经期延长、经间期出血、崩漏、闭经、痛经、经行发热、经行头痛、经行吐衄、经行泄泻、经行乳房胀痛、经行情志异常、经断前后诸证、经断复来等。

月经病发生的主要机制是脏腑功能失调，气血不和，导致冲、任二脉损伤。其病因除外感邪气、内伤七情、房劳多产、饮食不节之外，尚须注意身体素质对月经病发生的影响。

月经病的辨证着重月经的期、量、色、质及伴随月经周期出现的症状，同时结合全身证候，运用四诊八纲进行综合分析。

月经病的治疗原则重在治本以调经。论治过程中，首辨他病、经病的不同，如因他病致经不调者，当治他病，病去则经自调；若因经不调而生他病者，当予调经，经调则他病自愈。次辨标本缓急的不同，急则治其标，缓则治其本，如痛经剧烈，应以止痛为主；若经崩暴下，当以止血为先，缓则审证求因治其本，使经病得到彻底治疗。再辨月经周期各阶段的不同，经期血室正开，大寒大热之剂用时宜慎；经前血海充盛，勿滥补，宜予疏导；经后血海空虚，勿强攻，宜于调补，但总以证之虚实酌用攻补。这是月经病论治的一般规律。

月经病的治疗		
原则——重在治本以调经。治本大法有补肾、扶脾、疏肝、调理气血等		
女性各时期 治疗重点	青春期固护肾气	
	经期宜调理气血	
	经后期宜养精血、调肝肾	
	经间期宜助阳活血	
	经前期宜疏导气血、调和阴阳	
	育龄期养肝疏肝	
	绝经期健脾胃	

上述诸法，又常以补肾扶脾为要。如《景岳全书》说："故调经之要，贵在补脾胃以资血之源，养肾气以安血之室，知斯二者，则尽善矣。"此外，不同年龄的女性有不同的生理特点，治疗的侧重点也不同，应予考虑。

总之，月经病是常见病，病变多种多样，病证虚、实、寒、热错杂，必须在充分理解肾主司月经的基础上，注意脾、肝以及气血等对月经的影响，全面掌握其治法，灵活运用。

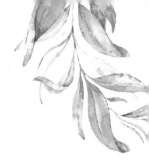

第一节　　月经先期

| 月经先期 | 月经周期提前 7 天以上，或 20 天左右一行，连续发生 2 个周期或以上 |

01　肾气虚——舌根胖大

　　肾虚在月经先期的诊治中往往被大家忽略，很多人总以为是血热所造成的。殊不知，肾气虚弱往往还兼有脾气虚、气血亏，甚至还有湿气重。脾胃为气血生化之源，肾气的强弱也依靠脾胃气血的充足。又有房劳太过，伤及肾精。在临床中这样的病人往往是舌头胖大。千万不要单单以补肾气为主，而忽略了气血生化之源。

| 主症 | 月经先期、量多、色黯淡、质稀，头晕耳鸣，腰膝酸软，大便溏薄，小便清长，夜尿多 |

舌象分析

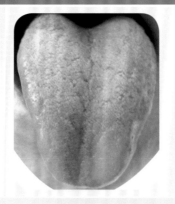

上焦	❶ 头晕、乏力——舌尖胖、质淡，为气血不足，清窍失养。 ❷ 颈椎不好——舌尖中部凹陷，为营卫不和。 ❸ 慢性咽炎——舌尖中部凹陷，为肺气不足，咽喉不利。
中焦	❹ 胃胀、纳差——舌中部为脾胃区，质胖，为脾虚湿盛，气机不畅，运化无力。 ❺ 胁胀满——舌两边为肝胆，舌质胖大、略有齿痕，为湿阻肝胆，气机不利。
下焦	❻ 腰膝酸软——舌根胖大，为肾阳不足。 ❼ 双下肢沉重、怕冷——舌根胖大，为肾阳不足，下焦寒湿。 ❽ 月经先期——舌根胖大，为肾气不足，不能固摄
治则	补益肾气，固冲调经
方药	固阴煎加减
方歌	**固阴煎** 景岳书中固阴煎，地萸药参远志兼； 炙草菟丝五味子，益肾固冲调经先
处方	党参 10g、熟地黄 20g、山药 10g、山茱萸 10g、远志 10g、炙甘草 10、菟丝子 10g、五味子 5g。 7 剂，水煎服，每次 300ml，早、晚温服

| 方解 | 党参、熟地黄双补气血，山茱萸涩精固气，山药理脾固肾，远志交通心肾，炙甘草补卫和阴，菟丝子强阴益精，五味子酸敛肾气，共奏补益肾气、固冲调经之效 |

此类病人的辨证要点是腰膝酸软、腰凉或者感觉空空的，甚至经期腰痛如折，痛苦难耐，小腹凉，小便清长、夜尿多，舌根胖大，脉沉细无力。

次证——头晕耳鸣，大便溏薄。

02 脾气虚——舌中淡胖

我们现在饮食条件比中华人民共和国成立前要好很多，可现在脾气虚弱的人不减反增。为什么呢？很多人都不考虑自己为什么成为一个黄脸婆，自己为什么浑身没劲儿，自己为什么来月经的时候颜色那么淡，其实都和脾气虚弱有很大的关系。脾气虚弱，一方面与饮食不节有关系；另一方面，对于女同志来说，出现这个问题基本上都与情志失调有关系。比如：我们在吵架的时候气得手脚会出现哆嗦，其实就是手脚的血管、肌肉痉挛收缩后的一种表现，那么对于我们胃肠道来说，也是由肌肉组成的，在这种情况下的肌肉收缩，其实就是胃肠的痉挛，往往会出现胃胀、胃痛、嗳气，我们的病人也都在不停地吃一些治疗胃肠疾病的药物，殊不知是自己的情绪所造成的。脾胃虚弱，气血就不足，进而无力固摄气血，月经就往外渗出，造成月经先期。

| 主症 | 月经先期、量多、色淡红、质稀，面色㿠白、神疲肢倦、腹胀纳呆、面浮肢肿、大便溏薄、带下量多 |

舌象分析

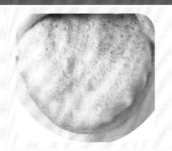

上焦	❶ 头晕、乏力——舌尖胖、质淡，为气血不足，清窍失养。 ❷ 乳腺增生——舌尖中部两侧凸起，为增生标志。
中焦	❸ 胃胀、纳差——舌中部为脾胃区，质胖，为脾虚湿盛，运化无力。 ❹ 胁胀满——舌两边为肝胆，舌质胖大、有齿痕，为湿阻肝胆，气机不利。
下焦	❺ 腰膝酸软——舌根胖大，为肾阳不足。 ❻ 双下肢沉重、怕冷——舌根胖大，为肾阳不足，下焦寒湿。 ❼ 月经量多、色淡——舌根胖大，为肾虚不摄
治则	补脾益气，摄血调经
方药	补中益气汤加减
方歌	**补中益气汤** 补中益气芪术陈，升柴参草当归身； 升阳举陷功独擅，气虚发热亦堪斟
处方	黄芪 15g、党参 15g、炒白术 10g、炙甘草 15g、当归 10g、陈皮 6g、升麻 6g、柴胡 12g。 7 剂，水煎服，每次 300ml，早、晚温服

	本方重用黄芪，味甘微温，入脾、肺经，补中益气，升阳固表，为君药。配伍党参、炙甘草、白术补气健脾为臣，与黄芪合用，以增强其补益中气之功。血为气之母，气虚时久，营血亦亏，故用当归养血和营，协党参、黄芪以补气养血；陈皮理气和胃，使诸药补而不滞，共为佐药。并以少量升麻、柴胡升阳举陷，协助君药以升提下陷之中气，《本草纲目》谓："升麻引阳明清气上升，柴胡引少阳清气上行，此乃禀赋虚弱，元气虚馁，及劳役饥饱，生冷内伤，脾胃引经最要药也"，共为佐使。炙甘草调和诸药，亦为使药。诸药合用，使气虚得补，固摄有力而月经不提前，则诸症自愈
方解	

03　阳盛血热——舌质深红

对于本证型，《景岳全书》说过："凡血热者，多有先期而至，然必察其阴气之虚实"。月经先期血热实证者多素体阳盛，喜食辛辣，或者情志不遂，郁而化火，热扰胞宫所致，脉多数而有力；血热虚证者多为素体阴亏，致虚热内生，冲任失调所致，患者常有五心烦热之症，脉虽数，按之略无力。

在这里我们先不谈舌象的变化，说说脉象的变化，希望能够给更多的人以启发。一般数脉属阳，频率较快，多主火热，亦主阴亏，生理性数脉多见于孕妇、小儿、发脾气后、运动后、进餐时等情况，熟悉这些，心中了了，指下才能了了，正如清·林之翰《四诊抉微》所说："数脉主腑，其病为热，有力实火，无力虚火"。

临床上大家不妨从脉象上体会一下此证型，若脉数而有力，不属虚损，证为阳热有余，见此脉象，在给患者把完脉后就可以直接对患者说："月经提前，量多，颜色紫暗吧？"而见脉数而无力，就可以直接对患者说："心里边烦躁，手脚心烦热，时不时还盗汗吧？"一般一说一个准。

目前，西医通常采取激素补充疗法来治疗，然而其不良反应较多，且停药后极易复发，为什么？因为火气没有去掉，致病因素还在。那么，再看看舌象，往往舌尖红，或者舌两边红，大家不妨多观察观察。

主症	月经先期、量多、色深红或紫红、质稠（流出有热感、有臭气）、头晕面赤、心烦口渴、喜冷饮、大便秘结、小便短赤

舌象分析

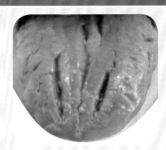

上焦	❶ 心烦、失眠多梦——舌尖红、有裂纹，为火热内盛，上扰心神。 ❷ 口干、咽干——舌尖红，为心肺热盛，热盛伤津。
中焦	❸ 消谷善饥——舌中裂纹、质红，为胃火旺盛。
下焦	❹ 月经先期——舌根红，为热扰胞宫。 ❺ 盗汗、五心烦热——舌根质红，为虚热内扰
治则	清热凉血调经
方药	清经散加减
方歌	*清经散* 水火太旺清经散，地骨白芍茯苓丹； 熟地青蒿黄柏并，先期量多服之安
处方	牡丹皮 10g、地骨皮 10g、白芍 10g、熟地黄 15g、青蒿 10g、茯苓 10g、黄柏 5g。 7 剂，水煎服，每次 300ml，早、晚温服

方解	黄柏、青蒿、牡丹皮清热降火凉血；熟地黄、地骨皮清血热而生水；白芍养血敛阴；茯苓行水泄热。全方清热降火，凉血养阴，使热去则阴伤，血安而经自调

我们都知道，一块庄稼地，如果太阳暴晒，庄稼地的地表就会裂；我们还知道，一个馒头，如果在火上烤的话，那么馒头也会出现裂纹。对于我们人体来说也是一样，当我们体内火气旺的时候，我们各个脏器就会相应地处于被烧烤状态而出现精液亏虚，舌头呢，就往往会有裂纹出现。所以，见到裂纹舌不用那么着急，一般都是火旺所致。

《傅青主女科》记载："妇人有先期经来者，其经甚多，人以为血热之极也，谁知是肾中水火太旺乎。夫火太旺则血热，水太旺则血多，此有余之病，非不足之症也。似宜不药，有喜。但过于有余则子宫太热，亦难受孕，更恐有烁干男精之虑。过者损之，谓非既济之道乎！然而火不可任其有余，而水断不可使之不足。治之法但少清其热，不必泄其水也。方用清经散。"

04 肝郁血热——舌边质红

这样的舌头有一个特点，我们知道舌的两边代表肝胆，而舌的中部代表脾胃，如果肝胆区和脾胃区泾渭分明，出现了一条细长的线，这代表肝郁和脾虚。肝郁的部位舌质红则代表肝胆有热，如果浅红，则表明肝郁火旺并不是非常明显，我们通常选用丹栀逍遥散加减就行；如果舌两边深红，则代表肝胆火太旺，我们通常用龙胆泻肝汤加减；如果舌两边儿光莹无苔，多为肝阴虚，多选用一贯煎加减；而舌两边儿胖大，质淡，多为肝寒，多选用暖肝煎加减。

主症	月经先期、量或多或少、色深红或紫红、质稠夹血块，头晕目眩、口苦咽干、精神抑郁、烦躁易怒，乳房、胸胁、小腹胀痛，善太息、便干

舌象分析

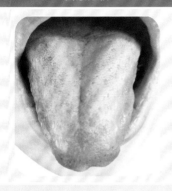

上焦	❶ 头胀痛——舌尖暗红，为心火旺盛，火热上扰清窍。 ❷ 口干——舌尖红，为火热炽盛。 ❸ 乳腺增生——舌尖中部外侧略隆起，为乳腺增生标志。
中焦	❹ 胁肋疼痛——舌边红，为肝郁化火，气滞不畅。 ❺ 急躁易怒——舌边红，为肝郁火旺。 ❻ 胃胀、纳差——舌中部胖大，为脾胃虚弱，湿阻中焦。
下焦	❼ 腰酸、腿沉——舌根凹陷，多为肾气不足；舌根胖大，为肾阳亏虚，下焦寒湿。 ❽ 月经先期——舌根胖大，舌两边红，为肝经郁热，热扰胞宫
治则	疏肝清热，凉血调经
方药	丹栀逍遥散加减

丹栀逍遥散

方歌	逍遥散中归苓芍，柴胡白术加甘草； 薄荷生姜加少许，丹栀解郁疗效好

处方	牡丹皮 10g、炒栀子 10g、柴胡 10g、白芍 10g、当归 10g、炒白术 30g、茯苓 20g、薄荷 3g、炙甘草 5g、生姜 6g。 7 剂，水煎服，每次 300ml，早、晚温服
方解	本方是在逍遥散的基础上加牡丹皮、栀子而成，故又名丹栀逍遥散、八味逍遥散。方中柴胡疏肝解郁，使肝气得以调达，为君药。当归甘、辛、苦，温，养血和血；白芍酸苦微寒，养血敛阴，柔肝缓急，为臣药。白术、茯苓健脾祛湿，使运化有权，气血有源；炙甘草益气补中，缓肝之急，为佐药。加入薄荷少许，疏散郁遏之气，透达肝经郁热；牡丹皮、栀子清热凉血；生姜温胃和中，为使药

逍遥散一直是后世医家所钟情的一个名方，已广泛应用于临床各科疾病。因为情志不遂者众多，追逐名利者众多，进而肝郁脾虚，导致脾胃病者众多；肝郁气血失调，而致月经紊乱者众多；肝郁血虚、化火，而致视物出现问题者众多；肝火旺盛，而致头晕及脑梗死、脑出血者众多……

我们看一下后世医家对逍遥散进行的七十二般变化吧。

原方	加减	变方	功效	主治作用
逍遥散	加牡丹皮、栀子	丹栀逍遥散（又名加味逍遥散）	疏肝解郁，健脾和营，兼清郁热	主治肝郁化火，或烦躁易怒，或自汗、盗汗或头痛目涩，潮热颧红，月经不调，少腹胀痛，经行乳胀，崩漏，带下
	若血虚而生内热者，加生地黄；血虚加熟地黄	黑逍遥散	疏肝健脾，养血调经	适用于肝郁脾虚而血虚偏重者。主治：肝郁血虚，胁痛头眩，或胃脘当心而痛，或时眼赤痛，连及太阳；及妇人郁怒伤肝，致血妄行，经下黑红血块，砂淋崩浊

原方	加减	变方	功效	主治作用
逍遥散	加细辛、白芷	辛芷逍遥散	疏肝解郁，祛风止痛	适用于肝郁气滞，血脉不通，或风寒湿邪阻于脉道而致的头痛、鼻塞、胸腹胀痛，遇怒加重，经行腹痛等
	加荆芥、防风	荆防逍遥散	养血疏肝，解表祛风	主治肝郁气滞而复感风寒者
	加桃仁、红花	桃红逍遥散	疏肝解郁，养血活血	适用于肝气不疏、郁久血瘀而出现的胸胁刺痛，痛有定处，舌有瘀点或瘀斑等
	加海藻、海螵蛸、蛤壳、昆布	四海逍遥散	理气舒郁，化痰散结	适用于气机郁滞、痰浊壅阻而致的瘿瘤、瘰疬、结节肿块
	逍遥散合八珍汤	八珍逍遥散	疏肝解郁，补益气血	适用于肝郁不舒、气血虚弱而出现的胸胁不适、心慌气短、面色无华、情志抑郁、头晕目昏、体疲无力，舌淡体胖，脉弦无力者
	加金银花、蒲公英	解毒逍遥散	疏肝解郁，清热解毒	主治肝郁不解，郁而生热，热毒不散者，或疼痛肿毒，或结核肿痛，适于胁肋作痛、脘腹不适、头痛目眩、口燥咽干、神疲食少、骨蒸劳热等症及病毒性肝炎患者

原方	加减	变方	功效	主治作用
逍遥散	加羚羊角、钩藤	息风逍遥散	疏肝解郁，凉肝息风	主治肝郁化火，火邪上攻于头目者
	加茵陈、板蓝根	复肝逍遥散	疏肝解郁，清利湿热	适用于肝郁、湿热而有黄疸者
	加银柴胡、胡黄连	银胡逍遥散	疏肝解郁，养血退热	主治肝郁气滞、阴血不足而生内热者
	逍遥散加白虎汤	白虎逍遥散	疏肝解郁，清胃滋阴	适用于肝郁化火，郁火犯胃，或素体阳盛，火郁肝经而见壮热面赤，心烦易怒，汗出而渴，脉弦数者
	加金钱草、金银花、海金沙、鸡内金	四金逍遥散	疏肝解郁，清热利肝胆，消积通淋	适用于胁肋胀痛、发热咽痛、食积酸胀、小便淋痛
	加生脉散	生脉逍遥散	疏肝气，益心阴	适用于肝郁气滞、郁火伤阴而出现的胸胁胀闷疼痛、心悸、气短、心烦、口渴、咽喉干痛等症
	加佩兰、天麻	降浊逍遥散	疏肝健脾，养血定风	适用于肝郁脾虚、湿浊内生、上阻清窍而出现的头重头痛如蒙、眩晕、胸脘痞闷，舌胖苔腻，脉濡者
	加半夏、天麻	除痰逍遥散	解郁化痰湿	主治痰湿较盛、气郁痰凝偏寒者，伴有呕吐、反胃、咳喘痰多、胸膈胀满、痰厥头痛、头晕、失眠

原方	加减	变方	功效	主治作用
逍遥散	加藿香、厚朴	化湿逍遥散	疏肝解郁，理气化湿	主治胸脘痞闷、胀满，大便不爽，舌苔滑腻
	加天麻、川芎	天麻川芎逍遥散	养血、疏肝、活血、息风	适用于肝郁血瘀、血虚生风而致的胸胁疼痛、眩晕眼黑、受风头痛、肢体麻木、半身不遂、语言謇涩、小儿惊风等
	加川芎、菊花	芎菊逍遥散	养血疏肝，清热明目	适用于血虚肝郁、眼目昏花、目赤肿痛、头部刺痛、胸胁胀痛等
	加橘皮、竹茹	橘皮竹茹逍遥散	养血疏肝，理气降逆	适用于肝郁不舒、横逆犯胃而致胃气上逆，出现呕吐不止，呃逆频频，甚至呕吐清水等
	加旋覆花、代赭石	旋覆代赭逍遥散	疏肝镇逆，解郁消痞	适用于痰气交阻而致呃逆反胃者
	加夏枯草、牡蛎	消瘰逍遥散	清肝疏郁，解郁散结	适用于肝气不舒、气郁痰结而致的瘰疬、瘿瘤、乳痈等（肝藏血，主筋，喜伸恶郁，若情志不舒，久而郁结，气郁则津聚成痰，痰瘀互结，阻于络道，可致瘰疬、瘿瘤、乳痈等）
	合四七汤	四七逍遥散	疏肝解郁，散结降气	适用于肝郁气滞、痰气互结而致的梅核气

原方	加减	变方	功效	主治作用
逍遥散	加乌药、荔枝	乌药荔枝逍遥散	温肝解郁，理气止痛	适用于肝气郁结，偏于寒者，常见疝气疼痛或少腹冷痛，或月经后期，经色晦暗，胸胁痞满，腰部胀痛，舌淡苔白，脉迟而涩等
	加金铃子、延胡索	金铃逍遥散	疏肝理气，活血止痛	适用于肝郁有热而致的心腹、胁肋诸痛
	加苍术、香附、川芎、神曲、栀子	越鞠逍遥散	养血疏肝，和解六郁	适用于胃胀、腹胀、嗳气等
	加白芷、川芎	芎芷逍遥散	养血疏肝，祛风止痛	适用于血虚气郁、头风头痛、胁痛腹痛、寒痹筋挛、经闭、带下等
	加焦三仙	三仙逍遥散	疏肝解郁，消食化积	适用于肝郁脾虚、食积不化者
	加生地黄、木通、炙甘草梢	导赤逍遥散	疏肝解郁，清心通淋	适用于肝郁不舒，郁火扰心，下及小肠而致心胸烦热、口渴面赤、意欲饮冷，以及口舌生疮、小溲赤涩刺痛，舌红，脉数
	加二陈汤	二陈逍遥散	疏肝理气，化痰	适用于气郁津聚为痰而致胸胁满闷、咳嗽痰多、心烦易怒、恶心呕吐，或头晕心悸，舌红苔白，脉弦者

原方	加减	变方	功效	主治作用
逍遥散	加生蒲黄、五灵脂	失笑逍遥散	疏肝解郁，活血祛瘀，散结止痛	适用于肝郁气滞、血瘀内停而致的心腹、胸胁刺痛，产后恶露不行，或月经不调，或崩漏淋漓不止、少腹急痛等
	加十灰散	十灰逍遥散	疏散郁火，凉血止血	适用于因郁火燔灼血络而致的呕血、咳血等
	加阿胶、艾叶、川芎、干地黄、炙甘草	胶艾逍遥散	养血疏肝，止血安胎	适用于肝血不足、肝失疏泄而致的崩中漏下、月经过多、淋漓不止，或产后下血不绝，或妊娠下血、腹中疼痛者
	加知母、黄柏	知柏逍遥散	疏肝解郁，滋阴降火	适用于肝郁化火、肾阴耗伤而致的心烦易怒、口干舌燥、劳热便秘，舌红、苔干，脉数
	加百合	百合逍遥散	疏肝开郁，滋养心肺	适用于肝郁气滞、心肺阴虚而致的胸闷胁胀、烦热、咽干、失眠，舌红苔少，脉弦细者
	加高良姜、香附	良附逍遥散	解郁温中	适用于肝气不适，火郁于中，胃寒失照，症见易怒、心烦少眠，胃中冷痛，食凉遇冷愈甚，舌红、苔白，脉弦者
	加六味地黄丸	六味逍遥散	养血疏肝，益阴补肾	适用于胁胀、腰膝酸软、潮热盗汗、失眠等

原方	加减	变方	功效	主治作用
逍遥散	加二仙汤	二仙逍遥散	温养肝肾，疏肝解郁	适用于血虚肝郁，肾精亏虚
	加酸枣仁	枣仁逍遥散	疏肝解郁，养血安神	适用于肝郁血虚、心神不宁而致的胁肋疼痛、心烦不眠，或夜卧不安，舌红脉数
	加三棱、莪术	棱莪逍遥散	疏肝解郁，活血破积	适用于肝郁不适、气血郁滞而致的积聚、癥瘕、心腹胀痛、痞食不消
	加龙骨、牡蛎	龙牡逍遥散	舒郁敛阴，涩精止血	适用于肝郁不舒、情志不遂、思虑孤独而致的情志抑郁、耳鸣、健忘、遗精早泄、自汗盗汗、带下崩漏等
	合保和丸	保和逍遥散	疏肝解郁，消食和胃	适用于脾虚肝郁，又治伤饮食而胁腹胀满、嗳腐吞酸、恶食呕逆、苔腻脉滑者
	加香附	香附逍遥散	疏肝解郁，调理气血	适用于肝郁气滞、气血不利而致的胸胁胀满、月水不行、少腹胀痛、崩漏带下等
	加二妙散	二妙逍遥散	疏肝解郁，清利湿热	适用于肝气不疏、湿热内蕴而致的胸胁乳房胀痛、五心烦热、带下黄白等

原方	加减	变方	功效	主治作用
逍遥散	加鳖甲、龟甲、穿山甲	三甲逍遥散	疏解肝郁，软坚散结	适用于气滞血瘀、癥瘕积聚之证
	加川续断、桑寄生	寿胎逍遥散	疏肝理气，益肾安胎	适用于妊娠肝气不疏、胎动不安，亦可用于肝肾不足、肝气郁滞、肾气虚损而致的胸胁、乳房胀痛，腰酸腿软、遗精盗汗、健忘失眠等
	加小茴香、木香、丁香、沉香	四香逍遥散	疏肝解郁，降逆理气	适用于肝气不疏、气逆上冲而引起的诸多症候
	加石菖蒲、郁金	醒脑逍遥散	解郁醒脑	适用于平素情志抑郁不解而致的痰瘀蒙蔽清窍，出现癫痫、神昏、肢体麻木或不用、胸腹胁肋诸痛
	合甘麦大枣汤	甘麦大枣逍遥散	养血宁心安神，疏肝益脾解郁	适用于肝郁、脾虚、心神不安而致的精神抑郁、悲伤欲哭、不能自言、睡眠不安，甚至言行失常、呵欠频作、舌红少苔者
	加羚羊角、钩藤	息风逍遥散	疏肝解郁，凉肝息风	适用于肝郁化火生风而致的头晕目眩、心烦少寐、肢体麻木，甚或舌强语謇、半身不遂、舌红、脉弦者

原方	加减	变方	功效	主治作用
逍遥散	加木瓜、牛膝	强筋逍遥散	疏肝解郁，养血柔筋	主治肝血失养、筋脉不和之麻木、痉挛等
	加玉屏风散	玉屏逍遥散	疏肝解郁，益气固表	主治素有肝气郁结，易于伤风感冒者

05 阴虚血热——舌红无苔

清代傅山所著的《傅青主女科》对月经先期的病因、病机、治法做了具体的描述。傅氏认为，月经先期大多是由于房劳过度，多孕多产，致精血亏虚、肾中水亏、虚热内生、热伏冲任、血海不宁而致月经先期而下，因此，以滋阴清热、调经止血之法治之，拟方两地汤。而此时的舌头伸出来往往会是一片红。

主症	月经先期、量或多或少、色鲜红、质稠，两颧红赤、五心烦热、口干咽燥、失眠多梦、腰膝酸软

舌象分析

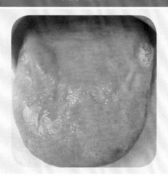

上焦	❶ 心烦、失眠——舌尖质红，为热扰心神，心神不宁。 ❷ 咽干、口干——舌尖红，为热灼津伤。
中焦	❸ 胃胀——舌中质红、略胖，为脾胃虚弱。
下焦	❹ 腰膝酸软、五心烦热、潮热盗汗——舌根质红，为阴虚火旺、火热内郁所致。 ❺ 月经提前、质稠——舌根质红，为阴虚火旺、热迫血妄行所致
治则	养阴清热调经
方药	两地汤加减
方歌	两地汤 火旺水亏两地汤，白芍玄参生地黄； 地骨阿胶麦冬肉，先期量少效非常
处方	生地黄 15g、玄参 10g、白芍 10g、麦冬 15g、地骨皮 10g、阿胶 10g（烊化）。 7 剂，水煎服，每次 300ml，早、晚温服
方解	阴虚与血热同时存在，当一面养阴以配阳，一面清热以护阴。故方用生地黄、玄参、麦冬、白芍、阿胶，养血滋阴，补不足之阴，阴平阳自秘；生地黄、玄参、地骨皮清肝肾虚热，热清阴自充。两组药物同用，相辅相成，相得益彰，展示了以养阴为主、清热为辅的配伍形式。骨中之热，由于肾宫之热，清其骨髓，则肾气自寒，而又不损伤胃气，此治之巧也

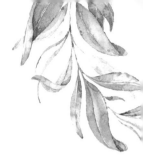

第二节 月经后期

月经后期	月经周期推后7天以上，甚至3~5个月一行，或伴有经量或经期的异常。月经后期兼月经过少可渐渐发展成闭经

01 肾虚——舌根胖大

舌根胖大代表着盆腔所有的脏器都处于气血亏虚、阳气不足及水湿比较重的状态。所以，平常温阳利水的基础方，比如苓桂术甘汤、八味肾气丸、五苓散、桂枝茯苓白术细辛汤、完带汤等，都要熟记于心。强调的重点就是见到肾虚不单单要从补肾入手，还要从根源上去调理，也就是从脾胃着手，因为脾胃为气血生化之源，气血充足，肾精则不亏。"纸上得来终觉浅，绝知此事要躬行"，临证时看看吧。

主症	月经后期、量少、色黯淡、质稀，头晕耳鸣、腰膝酸软、大便溏薄、小便清长、夜尿多

舌象分析

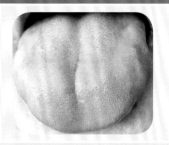

上焦	❶ 头晕——舌尖胖大，为气血不足，清窍失养。 ❷ 乳腺增生——舌尖两侧凸起，为增生标志。 ❸ 慢性咽炎——舌尖中部凹陷，为肺气不足，咽喉不利。 ❹ 颈椎不好——舌尖中部凹陷，为营卫不和。
中焦	❺ 胃胀——舌中凹陷，为脾胃虚弱，运化无力。 ❻ 困重犯懒——舌边胖大，略有齿痕，为湿邪困阻，气机不利。 ❼ 大便不成形——舌中后部凹陷，为胃肠虚弱。
下焦	❽ 腰膝酸软——舌根胖大，为肾阳不足。 ❾ 月经后期——舌根胖大，为肾阳不足，肾气不足
治则	补肾养血调经
方药	当归地黄饮加减
方歌	**当归地黄饮** 景岳当归地黄饮，山萸山药杜仲引； 再加牛膝炙甘草，滋肾养血通经灵
处方	当归20g、熟地黄30g、山药30g、杜仲15g、牛膝15g、山茱萸10g、炙甘草10g。 7剂，水煎服，每次300ml，早、晚温服
方解	熟地黄滋肾阴，益精髓，山茱萸酸温滋肾益肝，并为主药；山药滋肾健脾，杜仲补肾阳、强筋骨，当归补血、活血、止痛，均为辅药；牛膝补肝肾而强筋骨，引药下行，炙甘草调和诸药，并为使药。全方共奏补肾养血调经之效

在应用当归地黄饮调理肾气不足而致的月经后期时，可以加一些健脾胃的药物，或者与平胃散合方应用都可以。

02 血虚——舌质淡白

气血在人体生命活动中占有很重要的地位，而气对人体具有推动、温煦、防御、固摄及营养作用，血对人体具有濡养、化神作用。

气血会让你白里透红，与众不同。

气血会让你精神矍铄，脏器不衰，容颜不老。

气血会让你底气十足，走路如风。

如果气血充足，我们的舌头就会红润有光泽。如果看到一个胖大或者淡白舌的话，可想而知，精神、言语、行走以及脏器的功能都会衰弱。

如果一个女性气血不足，子宫没有气血的濡养，请问这个脏器不会衰弱吗？不会衰老吗？难道还能月经充足吗？

主症	月经后期、量少、色淡、质稀，头晕眼花、心悸怔忡、失眠多梦、小腹空坠、面、唇、舌、爪甲淡白，皮肤干燥、无光泽

舌象分析

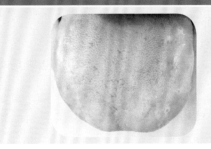

上焦	❶ 头晕、乏力——舌尖凹陷、质淡、胖，为气血不足，清窍失养。 ❷ 颈椎不好——舌尖中部凹陷，为营卫不和。 ❸ 乳腺增生——舌尖两侧凸起，为增生标志。
中焦	❹ 胃胀，纳差——舌中部为脾胃区，质胖，为脾虚湿盛。 ❺ 胁胀满——舌两边为肝胆，质胖，为湿阻肝胆，气机不利。
下焦	❻ 腰膝酸软——舌根胖大，为肾阳不足。 ❼ 月经后期——舌根胖大、质淡，为肾阳不足，气血不足
治则	补血益气调经
方药	大补元煎加减
方歌	**大补元煎** 大补元煎用山药，山萸熟地加枸杞； 当归杜仲人参草，滋补肝肾益血气
处方	党参 10~30g、山药 30g、熟地黄 6~20g、杜仲 10~20g、当归 10~20g、山茱萸 10g、枸杞子 10~15g、炙甘草 10g。 7 剂，水煎服，每次 300ml，早、晚温服
方解	本方用党参、山药、炙甘草健脾益气，配以当归、熟地黄、枸杞子、山茱萸、杜仲滋养肝肾。临床应用以神疲气短、腰酸耳鸣、脉微细为辨证要点

很多人往往不在意舌两边儿的肝胆区，一看到肝胆区的位置，不知道这个位置该怎么描述？该怎么用方用药？

1. 舌两边胖大代表肝寒，往往用暖肝煎和吴茱萸汤。

2. 舌两边浅红代表肝火较浅，往往用逍遥散。

3. 舌两边深红代表肝火旺盛，往往用加味逍遥散或者龙胆泻肝汤。

4. 舌两边深红或者浅红无苔，多为肝阴亏虚，往往用一贯煎加减。

5. 舌两边紫暗或有瘀斑，多是肝郁血瘀，可选用血府逐瘀汤、少腹逐瘀汤、柴胡疏肝散、鳖甲煎丸等，要根据因何瘀而进行加减。判断是阳虚寒凝所致，还是气血亏虚所致，或是因为血热所致，逐一审查，不可妄自以活血而活血，以化瘀而化瘀，治病求本，不可逐末。

虚寒——舌质淡胖

舌质淡胖往往显示体内的气血亏虚和阳气不足，水湿比较重。见到这样的舌象，不管是男同志还是女同志出现这样的舌象，向病人解释以及用方用药都要注意，在对病人说证候的时候，千万不要单单说你属于气血亏或者你是阳虚，或者你是水湿重，而是这三条均有。那么在治疗的时候就要考虑到这三个方面。

主症	月经后期、量少、色淡红、质稀，小腹冷痛、喜温喜按、腰膝酸软、大便溏薄、小便清长

舌象分析	

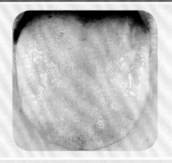

上焦	❶ 头晕、健忘——舌尖胖大，为气血不足，清窍失养。
	❷ 乳腺增生——舌尖中部两侧凸起，为增生标志。
	❸ 慢性咽炎——舌尖中部凹陷，为肺气不足，咽喉不利。
	❹ 颈椎不好——舌尖中部凹陷，为营卫不和。

中焦	⑤ 胃胀——舌中凹陷、胖大，为脾胃虚弱，运化无力。
	⑥ 困重犯懒——舌边胖大，略有齿痕，为湿邪困阻，气机不利。
	⑦ 大便不成形——舌中后部凹陷，为胃肠虚弱。
	⑧ 胁胀——舌两侧齿痕，为湿邪停滞肝经，肝经气机不畅。
下焦	⑨ 腰膝酸软——舌根胖大，为肾阳不足。
	⑩ 腿沉、腿凉——舌根胖大，为肾阳不足，寒凝经脉。
	⑪ 月经后期——舌根胖大，为寒凝胞宫
治则	扶阳祛寒调经
方药	温经汤加减（《金匮要略》）

	温经汤（《金匮要略》）
方歌	温经汤用桂萸芎，归芍丹皮姜夏冬；
	参草阿胶调气血，暖宫祛瘀在温通
处方	吴茱萸5g、麦冬10g，当归20g、白芍10g、川芎10g、党参10g、桂枝10~20g、阿胶（烊化）10g、牡丹皮10g、生姜10~20g、炙甘草10g、半夏9g。 7剂，水煎服，每次300ml，早、晚温服
方解	吴茱萸、桂枝温经散寒，通利血脉，其中吴茱萸功擅散寒止痛，桂枝长于温通血脉，共为君药。当归、川芎活血祛瘀，养血调经；牡丹皮既助诸药活血散瘀，又能清血分虚热，共为臣药。阿胶甘平，养血止血，滋阴润燥；白芍酸苦微寒，养血敛阴，柔肝止痛；麦冬甘苦微寒，养阴清热，三药合用，养血调肝，滋阴润燥，且清虚热，并制吴茱萸、桂枝之温燥。党参、炙甘草益气健脾，以资生化之源，阳生阴长，气旺血充；半夏、生姜辛开散结，通降胃气，以助祛瘀调经；其中生姜又温胃气以助生化，且助吴茱萸、桂枝以温经散寒，以上均为佐药。炙甘草尚能调和诸药，兼为使药。诸药合用，共奏温经散寒、养血祛瘀之功

04 实寒——舌淡苔白

《黄帝内经》云：寒则收引。说的就是遇到寒凉后我们往往会肌肉收缩，而很多女性在日常生活中爱喝冷饮，或者游泳以及淋雨、涉水等，都会使寒冷刺激到女性的盆腔肌肉，造成盆腔内的血管过分收缩，引起卵巢功能发生紊乱。因此，处于经期的女性，更要注意避免接触寒冷刺激，如少食冰凉食物和注意保暖等。此时的舌象就像冬天白雪皑皑一样白；而体内有热则相反，舌质就会红，就会生机盎然，红红火火。

有个宫寒的流行语，可以引以为戒。

十个女人九个寒！

女人有宫寒——定有小肚腩。

女人有宫寒——风湿追肾盘。

女人有宫寒——手脚一身寒。

女人有宫寒——月经痛连连。

女人有宫寒——生育一定难。

女人有宫寒——青春不复还，赘肉一大片。

这就是我们最熟悉不过的子宫寒。

主症	月经后期、量少、色紫暗或紫黑、质稠夹血块，小腹冷痛、得热则减、畏寒肢冷、面色青白

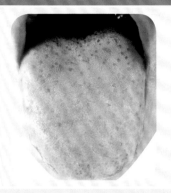

上焦	❶ 头晕——舌尖略胖大、质淡，为气血不足，清窍失养。
中焦	❷ 胃胀、纳差——舌中部为脾胃区，淡胖，为脾虚湿盛寒凝，气血不畅。
下焦	❸ 腰膝酸软——舌根略胖、质淡，为肾阳不足，寒凝腰府及骨骼。 ❹ 月经后期——舌根略胖、质淡，为寒凝胞宫
治则	温经散寒调经
方药	温经汤加减（《妇人大全良方》）
方歌	**温经汤（《妇人大全良方》）** 妇人良方温经汤，川芎牛膝人参当； 桂芍莪术丹皮草，温经行滞效力彰
处方	党参 10g、当归 20g、川芎 10g、白芍 10g、桂枝 10~20g、莪术 10g、牡丹皮 10g、炙甘草 10g、牛膝 15g。 7 剂，水煎服，每次 300ml，早、晚温服
方解	桂枝温经散寒，通脉调经；当归、川芎养血活血调经；党参甘温补气，且助桂枝通阳散寒；莪术、牡丹皮、牛膝活血祛瘀，助当归、川芎通行血滞；白芍、炙甘草缓急止痛。全方共奏温经散寒、活血调经之效

气滞——边薄中厚

气滞需注意以下几种情况。

第一，本身气虚，气机升降紊乱而造成经血不畅，多舌头胖大。

第二，脾胃虚弱，气生化之源匮乏而停滞，多伴有腹胀，或经期腹泻，舌中部胖大。

第三，阳虚推动无力，多为脾肾阳虚而致气机寒滞。

第四，肝郁所致气机升、降、出、入紊乱，舌两边和舌中间会出现泾渭分明，也就是会出现高低不平的舌头。

气滞时间久则往往出现瘀血的病理产物，进而影响气血的生成与运行，成为月经延期、经量减少的原因之一。如《万病回春》言："经水过期而来，紫黑成块者，气郁血滞也"。气滞往往和肝郁、脾胃虚弱有很大的关联。

主症	月经后期、量少、色紫暗、质稠夹血块、经行不畅，小腹胀痛，胸胁、乳房胀满，精神抑郁、善太息、烦躁易怒

舌象分析

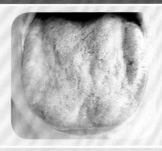

上焦	❶ 头胀、健忘——舌尖胖大，为气血不足，清窍失养。 ❷ 乳腺增生——舌尖两侧略隆起，为乳腺增生标志。

中焦	❸ 情绪不佳，容易生闷气，叹气——舌边淡红，与舌中胖大形成泾渭分明的两个区，也就是"边薄中厚"，为肝胆疏泄不利。 ❹ 胃胀、纳差——舌中部凹陷，为脾胃虚弱，中焦气血运行不畅。
下焦	❺ 腰酸、腿沉、腿凉——舌根凹陷，多为肾阳不足，湿邪闭阻经脉。 ❻ 月经后期——舌根胖大，舌两边肝胆区高低不平，为肝郁气滞兼有脾肾阳虚，气滞胞宫
治则	理气行滞调经
方药	乌药汤加减
方歌	**乌药汤** 乌药汤中当归草，香附木香乌药找； 理气行滞能调经，经行腹痛气畅通
处方	乌药 10g、香附 10g、当归 10~15g、木香 10g、炙甘草 10g。 7 剂，水煎服，每次 300ml，早、晚温服
方解	乌药理气行滞，香附理气调经，木香行气止痛，当归活血行滞调经，炙甘草调和诸药。全方共奏行气活血调经之效

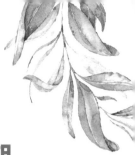

第三节

月经先后无定期

| 月经先后
无定期 | 月经不按周期来潮，提前或错后超过 7 天以上，二者常常交替出现，连续发生 3 个周期或以上。月经量多兼经期延长，皆可渐致崩漏 |

01　肾虚——舌根胖大

　　肾为先天之本，主封藏，又主精血。若素体亏虚，肾气不足，或多产、房劳、大病久病伤肾，或少年肾病，精血未充，或绝经之年，肾气渐衰，肾气亏损，造成冲任失调，血海匮乏，若当长不长，则月经先期而至，当泻不泻，则月经后期而来。

| 主症 | 月经周期或先或后、量或多或少、色黯淡、质稀，头晕耳鸣、腰膝酸软、大便溏薄、小便清长、夜尿多 |

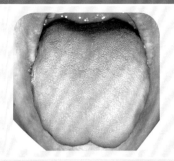

上焦	❶ 头晕、乏力——舌尖胖、质淡，为气血不足，清窍失养。 ❷ 颈椎不好——舌尖中部凹陷，为营卫不和。 ❸ 乳腺增生——舌尖中部两侧略凸起，为增生标志。
中焦	❹ 胃胀、纳差——舌中部为脾胃区，质胖，为脾虚气血不足，运化无力。 ❺ 胁胀满——舌两边为肝胆，舌质胖大，为湿阻肝胆，气机不利。
下焦	❻ 腰膝酸软、尿频——舌根胖大，为肾阳不足，水湿泛滥，膀胱气化无力。 ❼ 月经先后无定期——舌根胖大，为肾气不足
治则	补肾调经
方药	固阴煎加减

	固阴煎
方歌	景岳书中固阴煎，地萸药参远志兼； 炙草菟丝五味子，益肾固冲调经先
处方	党参 10g、熟地黄 10~20g、炒山药 10g、山茱萸 10g、远志 10g、炙甘草 5g、五味子 5g、菟丝子 10g。 7 剂，水煎服，每次 300ml，早、晚温服

党参、熟地黄两补气血，山茱萸涩精固气，山药理脾固肾，远志交通心肾，炙甘草补卫和阴，菟丝子强阴益精，五味子酸敛肾气，共奏补肾调经之效。

方解	❶ 如虚滑遗甚者，加金樱子 6~9g，或醋炒五倍子 6g，或乌梅 2 个。
	❷ 阴虚微热，而经血不固者，加川续断 6g。
	❸ 下焦阳气不足，而兼腹痛、溏泄者，加补骨脂、吴茱萸适量。
	❹ 肝肾血虚，小腹疼痛而血不归经者，加当归 6~9g。
	❺ 脾虚多湿，或兼呕恶者，加炒白术 10~20g。
	❻ 气陷不固者，加炒升麻 3g。
	❼ 兼心虚不眠，或多汗者，加酸枣仁 10g(炒用)

02 肝郁——边薄中厚

经常肝郁的人（记住了我说的是经常肝郁的人，而不是突然肝郁一下，平常其他时间都是笑口常开的人），用一句话来概括他的舌象就是"皮儿薄肉多"，啥意思呢？就是舌头两边往往显得比较薄，而舌头中部（也就是脾胃区）显得比较厚。

主症	月经周期或先或后、量或多或少、色暗红或紫红或有血块，或经行不畅，胸胁乳房或少腹胀痛，脘闷不舒，嗳气食少

舌象分析

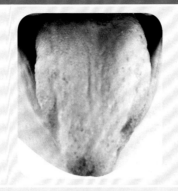

上焦	❶ 头蒙、头胀痛——舌尖暗红，为心火旺盛，火热上扰清窍。
	❷ 口干——舌尖红，为火热炽盛。
	❸ 乳腺增生——舌尖色红暗，两侧略隆起，为乳腺增生标志。
中焦	❹ 胁肋疼痛——舌边红、色暗，为肝胆气滞血瘀。
	❺ 急躁易怒——舌边暗红，为肝胆疏泄不利。
	❻ 胃胀、纳差——舌中部胖大，为脾胃虚弱，中焦气机不畅。
下焦	❼ 腰酸、腿沉、腿凉——舌根胖大，为肾阳不足，寒凝经脉。
	❽ 月经先后无定期——舌根胖大，而舌两边与舌中高低不平，为肝郁脾虚兼有肾阳不足，胞宫气血运行不畅
治则	疏肝理气调经
方药	逍遥散加减

逍遥散

方歌	逍遥散用当归芍，柴苓术草加姜薄；
	散郁除蒸功最奇，调经八味丹栀着
处方	醋柴胡 10g、当归 20g、白芍 10g、茯苓 10g、炒白术 20g、炙甘草 5g、薄荷（后下）3g、生姜 5 片。
	7 剂，水煎服，每次 300ml，早、晚温服

方解	柴胡疏肝解郁，使肝气得以条达，为君药。白芍酸苦微寒，养血敛阴，柔肝缓急；当归甘辛苦温，养血和血，且气香可理气，为血中之气药；当归、白芍与柴胡同用，补肝体而助肝用，使血和则肝和，血充则肝柔，共为臣药。木郁则土衰，肝病易于传脾，故以白术、茯苓、炙甘草健脾益气，非但实土以抑木，且使营血生化有源，共为佐药。用法中加薄荷少许，疏散郁遏之气，透达肝经郁热；生姜降逆和中，且能辛散达郁，亦为佐药。柴胡为肝经引经药，又兼使药之用。合而成方，深合《黄帝内经素问·藏气法时论》所述"肝苦急，急食甘以缓之""脾欲缓，急食甘以缓之""肝欲散，急食辛以散之"之旨，可使肝郁得疏，血虚得养，脾弱得复，气血兼顾，肝脾同调，立法周全，组方严谨，故为调肝养血之名方

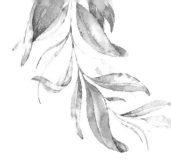

第
四
节

月经过多

月经过多	月经量明显增多，多出平时正常经量1倍以上，或一次行经总量超过80ml，但在一定时间内能自然停止，连续2个周期或以上。相当于西医学排卵性功能失调性子宫出血、子宫肌瘤、子宫增大、盆腔炎、子宫内膜异位症等

01 气虚——舌质淡白

气具有固摄作用，对于体内血、津液、精等液态物质具有固护、统摄和控制作用，从而防止其无故流失，保证其在体内发挥正常的生理功能，就像桥边的栏杆、河道的堤坝、守护国家大门的军队一样。若气的固摄作用减弱，气不摄血，不能将血液固摄于胞宫之中，就可能导致月经过多。

主症	月经先期、量多、色淡红、质稀，面色㿠白、神疲肢倦、腹胀纳呆、面浮肢肿、大便溏薄、带下量多

舌象分析

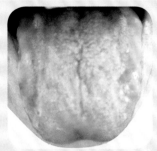

上焦	❶ 头晕、乏力——舌尖胖、质淡，为气血不足，清窍失养。 ❷ 颈椎不好——舌尖中部凹陷，为营卫不和。 ❸ 慢性咽炎——舌尖中部凹陷，为肺气不足，咽喉不利。 ❹ 乳腺增生——舌尖中部两侧凸起，为增生标志。
中焦	❺ 胃胀，纳差——舌中部为脾胃区，质胖，为脾虚湿盛。 ❻ 胁胀满——舌两边为肝胆，舌质胖大，有齿痕，为湿阻肝胆，气机不利。
下焦	❼ 腰膝酸软——舌根胖大，为肾阳不足。 ❽ 双下肢沉重、怕冷——舌根胖大，为肾阳不足，下焦寒湿。 ❾ 月经过多——舌根胖大，为肾阳不足，气血亏虚，固摄无力
治则	补气摄血固冲
方药	举元煎加减
方歌	**举元煎** 景岳书中举元煎，参芪炙草升术添； 升阳举陷摄气血，血崩血脱服之敛
处方	党参 10~20g、炙黄芪 10~30g、炒白术 10~30g、升麻 5g、炙甘草 3~6g。 7 剂，水煎服，每次 300ml，早、晚温服
方解	党参、黄芪、白术、炙甘草益气补中，摄血固脱，辅以升麻升阳举陷，适用于中气下陷、血失统摄之血崩、血脱证

气虚所致升举无力可以体现在很多方面，比如眼袋下垂、胃下垂、肾下垂、子宫下垂、白带多、月经量多、尿频、遗精、口水多、水肿、静脉曲张等，都是气血"兜不住"，那么指标就是——舌胖大或者舌质淡白，有些人表现明显、重一点儿，有些人轻一点儿，治疗方案基本是一致的，不用过多地去计较临床表现的程度，意义不大。

02 血热——舌质色红

我们在煮饭的时候，在烧开水的时候，会有一个现象，那就是火越旺，就越会出现溢锅。而对于我们人体来说，火气越旺，血管就会越来越充盈，越来越肿胀，甚至造成血管崩破，也就是血热所造成的出血。这种"热破血流"在临床上很常见，像有些人吃完火锅就犯痔疮、牙龈出血、鼻出血等。血热所造成的月经过多或者提前，在临床上亦非常常见。

主症	月经先期、量多、色深红或鲜红、质稠或有血块，头晕面赤、心烦口渴、喜冷饮、大便秘结、小便短赤

舌象分析

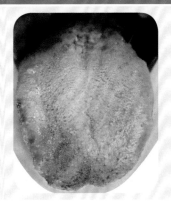

上焦	① 头晕、头胀——舌尖胖大、暗红，胖大为气血不足或者水湿较重，而暗红又有心火上扰清窍。 ② 咽干——舌尖红，为热灼津伤。 ③ 乳腺增生——舌尖中部两侧隆起，为增生标志。 ④ 心烦易怒，失眠——舌尖红，为热扰心神。
中焦	⑤ 胃胀、反酸——舌中裂纹，为脾胃湿热。 ⑥ 口苦、口臭，便秘——舌两边红，舌中胖大，为肝火乘脾，兼有湿热上泛，热灼津伤。 ⑦ 急躁易怒——舌两边色暗红、苔略少，为湿热阻滞肝胆，肝胆气机不利。
下焦	⑧ 腰膝酸软——舌根胖大，为肾阳不足，下焦寒湿。 ⑨ 月经过多——舌根胖，为肾阳不足；而舌两边红，为肝火旺盛，热迫于胞宫
治则	清热凉血，固冲止血
方药	保阴煎加地榆、茜草、马齿苋
方歌	保阴煎 保阴煎中两地芩，柏草白芍药断行； 经来量多并烦渴，清热凉血功效灵
处方	生地黄 15g、熟地黄 15g、白芍 10g、山药 10g、川续断 15g、黄芩 10g、黄柏 10g、生甘草 5g、地榆 10g、茜草 10g、马齿苋 10g。 7 剂，水煎服，每次 300ml，早、晚温服
方解	保阴煎主要用于阴虚血热而致血不循经之证。方中生地黄清热凉血，养阴生津；熟地黄、白芍养血敛阴；黄芩、黄柏清热凉血；山药、续断补脾肾，填精血，地榆、茜草、马齿苋凉血止血；甘草清热，调和诸药，全方共奏凉血养血止血之功。临床应用以五心烦热、带下淋浊、经来量多、舌红脉数为辨证要点

03 血瘀——舌质暗紫

主症	月经周期正常、量多、色紫暗或黑、质稠有血块，小腹疼痛拒按、块下则痛减

舌象分析

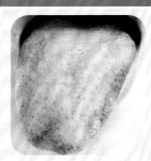

这是让病人侧歪着照的一个舌头，大家可以看到舌头两侧的瘀暗

上焦	❶ 头胀痛——舌尖暗红，为心火旺盛；舌尖胖大，为湿蒙清窍，湿热交织，清窍失养。 ❷ 心悸——舌尖红暗，为心火旺盛，热灼血瘀。 ❸ 乳腺增生——舌尖色红暗，两侧略隆起，为乳腺增生标志。
中焦	❹ 胁肋疼痛——舌边色暗，为肝胆气滞血瘀。 ❺ 急躁易怒——舌边暗红，为肝胆疏泄不利。 ❻ 胃胀、纳差、胃痛——舌中部胖大，为中焦气血运行不畅。
下焦	❼ 腰酸、腿沉、腿凉——舌根胖大，多为肾阳不足，寒凝经脉。 ❽ 月经过多——舌根胖大，舌两边暗紫，为瘀血下行于胞宫
治则	活血化瘀止血
方药	失笑散加益母草、三七、茜草
方歌	**失笑散** 失效蒲黄五灵同，等量为散酽醋冲； 肝经瘀滞心腹痛，祛瘀止痛建奇功

处方	五灵脂 5g、蒲黄 5g、益母草 20g、三七 6g、茜草 10g。 7 剂，水煎服，每次 300ml，早、晚温服
方解	五灵脂、蒲黄、益母草、三七、茜草活血祛瘀、通利血脉以止痛，用黄酒或醋冲服，加强活血止痛作用，并调制五灵脂的腥气。本方药性平和而效佳，服药者每于不觉之中诸证悉消，不禁欣然失笑，故名为"失笑散"

【注】我们看到血瘀的时候一定要心中了然，很多人就只看到了活血化瘀的治疗方案，殊不知此血瘀所造成的原因在哪儿？一定要把自己的眼睛擦亮、看清楚。

⊛ 气虚推动无力可以造成血瘀。

⊛ 气滞可以造成血瘀。

⊛ 阳虚寒凝可以造成血瘀。

⊛ 血热致使血液浓缩，也能造成血瘀。

在治疗当中可不要一见到有瘀滞就去化瘀，气血虚的要加强补益气血的作用，气滞的要加强疏肝理气的作用，寒凝的一定要在温通的基础上去化瘀，而血热的要在清热的基础上去化瘀。我们一定要溯本求源，方能药到病除。

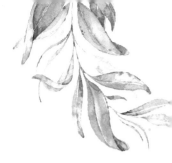

第
五
节

月经过少

月经过少	月经量明显减少，少于平时正常经量的 1/2，或一次行经总量不足 30ml，或行经持续时间仅 1~2 天，甚或点滴即净，连续 2 个周期或以上

01 肾虚——舌根胖大

此类月经过少，是因为肾虚精血不化，而气血产生之根在于脾胃，靠脾胃的运化和升清降浊功能，所以，在补益肾气的同时，一定要注意补脾。

主症	月经周期正常或延后、量少、色淡红或黯红、质稀（初潮迟），头晕耳鸣、腰膝酸软、大便溏薄、小便清长、夜尿多

舌象分析

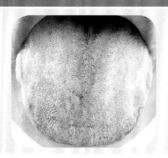

上焦	❶ 头晕——舌尖胖、质淡，为气血不足，清窍失养。 ❷ 健忘——舌尖胖大，为气血不足，不荣清窍。
中焦	❸ 胃胀、纳差——舌中部为脾胃区，质胖，为脾虚湿盛。
下焦	❹ 腰膝酸软——舌根胖大，为肾阳不足。 ❺ 双下肢沉重、怕冷、乏力——舌根胖大，为肾阳不足，下焦寒湿，血不荣筋。 ❻ 月经量少、色淡红——舌根胖大，为肾精不足，冲任不固
治则	补肾益精，养血调经
方药	当归地黄饮加减
方歌	**当归地黄饮** 景岳当归地黄饮，山萸山药杜仲引； 再加牛膝炙甘草，滋肾养血通经灵
处方	当归 15g、熟地黄 15g、山药 10g、杜仲 15g、牛膝 10~15g、山茱萸 10g、炙甘草 5g。 7 剂，水煎服，每次 300ml，早、晚温服
方解	熟地黄滋肾阴，益精髓，山茱萸酸温滋肾益肝，并为主药；山药滋肾健脾，杜仲补肾阳、强筋骨，当归补血活血止痛，均为辅药；牛膝补肝肾而强筋骨，引药下行，炙甘草调和诸药，并为使药。全方以滋阴为主，兼补肾阳，共奏补肾益精、养血调经之效

温馨提示：上方应用时，大家可以加入健脾胃的药物，亦使精血化生。

02 血虚——舌质淡白

对于血虚患者，通过舌头是否白胖就可以判断。如果把人体比喻成一杯鲜血的话，那么这个鲜血被勾兑了水，就变成浅红、淡红的了。所以，通过一个淡白舌，我们就可以直接判定她（他）属于气虚或者血虚状态。

血虚的七大外在表现如下。

🌼 面色淡白或萎黄。面若桃花，面若白玉，人人都希望自己貌美如花，那么是去做美容、购买化妆品去装饰吗？这些能掩盖内脏方面气血的虚弱吗？这就好比一朵花蔫了、枯萎了，我们去装饰这个花让它美丽起来，而不去考虑它土壤的问题。一个人气色的好坏，我们不去考虑内在问题，这叫舍本求末，只能花冤枉钱。

🌼 唇舌、爪甲色淡。如果你的嘴唇比较淡，如果你的指甲容易脆，这都属于血虚的表现。

🌼 头晕眼花。血不能濡养清窍。

🌼 心悸。出现了心悸，也要记住进行辨证，心脏饿了，吃不饱肚子，它也会出现"哆嗦"。

🌼 多梦。似睡非睡，梦扰纷纭，睡完了很累，有些人甚至感觉没睡。

🌼 手足发麻。这种和我们蹲在地上，如果气血不足，突然站起来，很多人就会出现眼冒金星，身子发软，腿麻木，都属于气血不足。

🌼 妇女月经量少、色淡、后期或经闭、脉细等证候。

主症	月经后期、量少、色淡红、质稀，头晕眼花、心悸怔忡、失眠多梦、小腹空坠，面、唇、舌、爪甲淡白，皮肤干燥无光泽

舌象分析

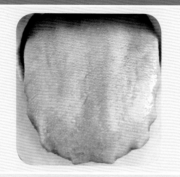

上焦	❶ 头晕、乏力——舌尖胖、质淡，为气血不足，清窍失养。
	❷ 乳腺增生——舌尖中部偏左侧凸起，为增生标志。
中焦	❸ 胃胀、纳差——舌中部为脾胃区，质胖、色淡，为脾虚湿盛，气血不足。
	❹ 胁胀满——舌两边为肝胆，舌边隆起，为湿阻肝胆，气机不利。
下焦	❺ 腰膝酸软——舌根胖大，为肾阳不足。
	❻ 月经过少——舌根胖大，为肾阳不足，气血亏虚，胞宫失养
治则	养血益气调经
方药	滋血汤加减
方歌	**滋血汤** 滋血汤中含四物，参芪茯苓山药入； 补气健脾生气血，滋血调经功效彰
处方	党参 10g、山药 10~15g、黄芪 10~30g、茯苓 10~15g、川芎 5~10g、当归 10~20g、白芍 10g、熟地黄 10~20g。 7 剂，水煎服，每次 300ml，早、晚温服
方解	熟地黄、当归、白芍、川芎补血调经；党参、黄芪、山药、茯苓补气健脾，益生化气血之源。合而用之，有滋血调经之效

03 痰湿——舌胖苔白

当脾运化水湿的功能下降时，或水液在体内循环、排泄的过程中遇到障碍时，水液不能正常滋润人体，就会形成异常的积聚，成为一种病理物质。这种异常积聚的水液，中医学称为"痰饮"。

其中，秽浊、黏滞、稠厚的部分，叫作"痰"，而清稀、澄澈、透明的部分，叫作"饮"。

所以，中医意义上的"痰"，不仅仅是指以咳嗽的形式而排出体外，并能被我们所看到的痰。中医的"痰"，还包括因为水液代谢障碍而产生的，符合秽浊、黏滞、稠厚特征的病理产物。

肺为储痰之器："有形之痰"主要储存于肺，可能是自身水液代谢障碍所产生的，也可能是外界邪气侵袭肺部所产生的，这种痰产生后，可以通过咳嗽排出体外，能被观察到，因此比较容易理解。

脾为生痰之源：脾主健运，运化水液，是水液代谢的中间环节。若脾虚健运失职，则水湿停滞，淤而成痰。《医宗必读·痰饮》曰："按痰之为病，十常六、七，而《黄帝内经》叙痰饮四条，皆因湿土为害，故先哲云：'脾为生痰之源'……脾复健运之常，而痰自化矣。"

脾生之痰，色白稠厚易出，仿佛有从咽喉滑入口中之感，不需用力咳出，常称此为湿痰嗽，不称为咳痰。湿痰嗽，指痰湿壅肺所致之咳嗽，具有痰出嗽止之证候特色。人多肥胖。

肾为生痰之本：因为脾阳根于肾阳，肾阳充足是脾阳健旺的根本，而脾阳健旺是正气内存的根本，正气内存则是邪不可干的保证。所以，在健旺脾阳的同时，要考虑是否存在肾阳不足之象，适当配入温补肾阳之品，如附子、肉桂、细辛、淫羊藿、吴茱萸等。

此时的舌头也是以淡胖为主，舌苔略腻。

主症	月经周期正常或延后、量少、色淡红、质黏如痰，形体肥胖，胸闷呕恶，或带多黏腻

舌象分析

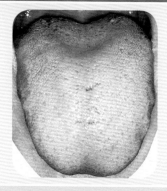

上焦	❶ 头晕、乏力、健忘——舌尖胖、质淡，为气血不足，清窍失养。
	❷ 颈椎不好——舌尖中部凹陷，为营卫不和。
	❸ 慢性咽炎——舌尖中部凹陷，为肺气不足，咽喉不利。
	❹ 乳腺增生——舌尖中部两侧凸起，为增生标志。
中焦	❺ 胃胀、纳差、恶心——舌中部为脾胃区，质胖，为脾虚湿盛，胃气不降。
	❻ 胁胀满——舌两边为肝胆，舌质略红，有齿痕，为肝胆气机不利。
下焦	❼ 腰膝酸软——舌根胖大，为肾阳不足。
	❽ 双下肢沉重、怕冷——舌根胖大，为肾阳不足，下焦寒湿。
	❾ 月经过少、白带多——舌根白腻，为脾虚生湿，肾虚带脉失约而致湿浊下注，阻滞胞宫
治则	燥湿化痰调经
方药	苍附导痰丸加减

	苍附导痰丸
方歌	苍附导痰叶氏方，陈苓夏草南星姜； 燥湿祛痰行气滞，痰浊经闭此方商
处方	苍术 30g、香附 10g、陈皮 10g、胆南星 5~10g、半夏 9g、茯苓 10~20g、炙甘草 10g、生姜 10g。 7 剂，水煎服，每次 300ml，早、晚温服
方解	苍术、半夏、生姜辛温性燥，燥湿化痰，降逆止呕；陈皮辛苦性温，燥湿化痰，理气和中；茯苓甘平而淡，甘能健脾和中，淡能利水渗湿，断其源，竭其流，则湿无所聚；甘草助茯苓健脾和中，兼制半夏之毒，调和诸药为使。全方共奏燥湿化痰、理气和中之功，为治湿痰证之主方。加入香附、胆南星，理气、活血、清热

苍附导痰丸的用方范围如下。

1. 舌肥胖，苔白者。

2. 身体肥胖，多痰者。

3. 气虚乏力，数月月经才行者。

4. 身体肥胖，经闭或者不孕者。

5. 身体肥胖，多痰，多白带者。

6. 身体肥胖，气短，多汗者。

04 血瘀——舌质紫暗

如果我们把人体比作一个车水马龙的交通的话，血瘀就等于说马路比较拥挤，车还能动；而瘀血就等于说马路堵塞了，两个概念是不一样的。

主症	月经周期正常或后期、量或多或少、色紫黑、质稠夹血块，小腹疼痛拒按、块下则痛减

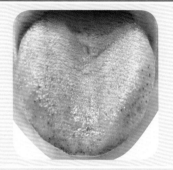

上焦	❶ 头晕、乏力——舌尖胖、质淡，为气血不足，清窍失养。 ❷ 颈椎不好——舌尖中部凹陷，为营卫不和。 ❸ 慢性咽炎——舌尖中部凹陷，为肺气不足，咽喉不利。
中焦	❹ 胃胀、纳差——舌中部为脾胃区，质胖，为脾虚湿盛。 ❺ 胁胀满——舌两边为肝胆，舌质胖大且暗，为血瘀兼有湿邪阻遏肝胆气机。 ❻ 泄泻——舌两边的舌质要厚于舌中，此种舌象提示肝胆湿邪大于脾虚湿盛，多在紧张的时候要上厕所，肠易激综合征多见。
下焦	❼ 腰膝酸软——舌根胖大，为肾阳不足。 ❽ 双下肢沉重、怕冷——舌根胖大，为肾阳不足，下焦寒湿。 ❾ 月经过少——舌根胖，为肾阳不足，寒邪客于胞宫，冰寒血道，又舌质瘀暗，为体内血瘀，瘀阻胞宫
治则	活血化瘀调经
方药	通瘀煎加减
方歌	**通瘀煎** 景岳全书通瘀煎，活血顺气功效专； 归尾红花山楂泽，乌青木附香字含

处方	当归尾 10g、山楂 10g、香附 6g、红花 10g、乌药 10g、青皮 10g、木香 6g、泽泻 15g。 7 剂，水煎服，每次 300ml，早、晚温服
方解	当归尾、山楂、红花活血化瘀；香附理气解郁调经；乌药、青皮、木香行气止痛；泽泻利水以行滞。全方共奏活血化瘀、理气调经之效

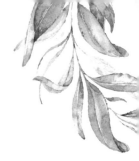

第六节 经期延长

经期延长	每次月经持续时间达 7 天以上，但一般在 2 周内能自然停止，可伴见月经过多或过少

　　经期延长涉及机体能否固摄住气血，就像黄河的堤坝是否坚固，坚固就不外渗，所以，气血要足；还要看是否有热扰血道，就像烧水壶不加热就不会冒水蒸气，就不会被顶开；另外，要看看是否血道被堵塞了，有瘀滞堵塞就不容易封口，我们称之为血瘀。

01 气虚——舌质淡白

主症	月经周期正常、经期延长、量多、色淡红、质稀，面色㿠白、神疲肢倦、腹胀纳呆、面浮肢肿、大便溏薄、带下量多

舌象分析

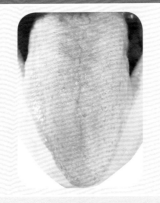

上焦	❶ 头晕、乏力——舌尖胖、质淡，为气血不足，清窍失养。 ❷ 颈椎不好——舌尖中部凹陷，为营卫不和。 ❸ 慢性咽炎——舌尖中部凹陷，为肺气不足，咽喉不利。
中焦	❹ 胃胀、纳差——舌中部为脾胃区，质胖，为脾虚湿盛。 ❺ 胁胀满——舌两边为肝胆，舌质胖大，有齿痕，为湿阻肝胆，气机不利。
下焦	❻ 腰膝酸软——舌根胖大，为肾阳不足。 ❼ 经期延长——舌根胖大，为肾阳不足，气血亏虚，固摄无力
治则	补气摄血，固冲调经
方药	举元煎加减
方歌	**举元煎** 景岳书中举元煎，参芪炙草升术添； 升阳举陷摄气血，血崩血脱服之敛
处方	党参 10~20g、炙黄芪 10~20g、炙甘草 3~6g、升麻 5~10g、炒白术 10~30g。 7 剂，水煎服，每次 300ml，早、晚温服
方解	党参、黄芪、白术、炙甘草益气补中，摄血固脱，辅以升麻升阳举陷，适用于中气下陷、血失统摄之血崩、血脱证

02　虚热——舌红无苔

主症	月经周期正常、经期延长、量少、色鲜红、质稠，两颧红赤、五心烦热、口干咽燥、失眠多梦、腰膝酸软

舌象分析

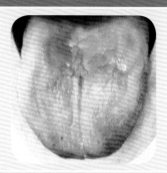

上焦	❶ 心烦——舌尖红，为热扰心神。
	❷ 失眠——舌尖红，为热扰心神，心神不宁。
	❸ 咽干目涩，口干口苦——舌尖质红，为热灼津伤。

中焦	❹ 胃胀、反酸、烧心——舌中凹陷、苔少，为虚火灼伤胃络。
	❺ 干呕——舌中质红，为热灼津伤。
	❻ 两胁胀满——舌两边红，为阴火旺盛伤及肝络，络脉不和。

下焦	❼ 大便干燥——舌根红，为虚火伤阴，大肠津亏。
	❽ 腰膝酸软，五心烦热，潮热盗汗——舌根红，为阴虚火旺、火热内郁所致。
	❾ 经期延长——舌根红，多为热扰胞宫、热迫血妄行所致

治则	养阴清热止血

方药	两地汤加减

方歌	**两地汤** 火旺水亏两地汤，白芍玄参生地黄； 地骨阿胶麦冬肉，先期量少效非常

处方	生地黄 15g、玄参 10g、白芍 10g、麦冬 15g、地骨皮 10g、阿胶（烊化）15g。 7 剂，水煎服，每次 300ml，早、晚温服
方解	阴虚与血热同时存在，当一面养阴以配阳，一面清热以护阴。故方用生地黄、玄参、麦冬、白芍、阿胶，养血滋液，补不足之阴，阴平阳自秘；生地黄、玄参、地骨皮清肝肾虚热，热清阴自充，两组药物同用，相辅相成，相得益彰，展示了以养阴为主、清热为辅的配伍形式。骨中之热，由于肾宫之热，清其骨髓，则肾气自寒，而又不损伤胃气，此治之巧也

03 血瘀——舌质暗紫

主症	周期正常、经期延长、量或多或少、色紫黑或紫黯、质稠夹血块，小腹疼痛拒按、块下则痛减

舌象分析

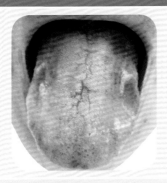

上焦	❶ 气短、乏力——舌尖胖大、质暗，为瘀阻经络，气血不足。 ❷ 乳腺增生——舌尖两侧凸起，为增生标志。 ❸ 慢性咽炎——舌尖中部凹陷，为肺气不足，咽喉不利。 ❹ 颈椎不好——舌尖中部凹陷，为营卫不和。

| 中焦 | ❺ 胃胀——舌中质胖，为脾胃虚弱，运化无力。 |
| | ❻ 易急易怒——舌两边红、质暗，为肝胆火旺，气血瘀滞。 |

| 下焦 | ❼ 腰膝酸软、腿沉腿凉——舌根胖大，为肾阳不足，寒凝经脉。 |
| | ❽ 经期延长——舌质紫暗，为瘀血下行胞宫 |

| 治则 | 活血化瘀止血 |

| 方药 | 桂枝茯苓丸加减 |

| 方歌 | **桂枝茯苓丸**
金匮桂枝茯苓丸，桃仁赤芍和牡丹；
等份为末蜜丸服，缓消癥块胎可安 |

| 处方 | 桂枝 10g、茯苓 10g、牡丹皮 10g、桃仁 10g、赤芍 10g。
7 剂，水煎服，每次 300ml，早、晚温服 |

| 方解 | 桂枝温经散寒，活血通络；茯苓益气养心，能利腰脐间血；牡丹皮、桃仁、赤芍活血化瘀，赤芍并能养血和营。多以蜜为丸，取其缓消癥积而不伤正，也可以汤剂口服。
在临床中，如果寒湿比较重，桂枝用 10~30g，用量不能轻，否则温通作用就不够；脾胃虚寒较重者（看一下舌头，如果舌头胖大就是了），茯苓的量也要大起来，20~40g，否则气血不足，阳气较弱，肌瘤也好，肿块也好，犹如蚂蚁撼大象，不可不知。
而本方本人还常常用来治疗子宫内膜炎、附件炎、月经不调、痛经、子宫肌瘤、卵巢肿瘤、不孕症、下肢静脉曲张、硬皮病、黑皮病、肺纤维化、前列腺增生等疾病，也是美容美肤的好方子 |

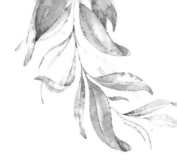

第七节　经间期出血

经间期出血	在两次月经中间，出现周期性的少量阴道流血者，称为"经间期出血"。其特点是阴道流血发生在经间期，即氤氲之时，且量甚少，一般 1~2 天即自止

01　肾阴虚——舌根无苔

主症	两次月经中间有少量出血、色鲜红、质稠，两颧红赤、五心烦热、口干咽燥、失眠多梦、腰膝酸软

舌象分析

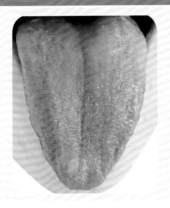

上焦	❶ 头胀——舌尖质红，为火气上冲于头。 ❷ 颈椎不好——舌尖中部略凹陷，为营卫不和。 ❸ 慢性咽炎——舌尖中部凹陷，为肺气不足，咽喉不利。
中焦	❹ 胃胀、纳差——舌中部为脾胃区，质胖、苔腻，为脾虚湿热。 ❺ 胁胀满、烦躁易怒——舌两边为肝胆，舌边隆起，为肝胆气机不利。
下焦	❻ 腰膝酸软——舌根质红、苔少，为肾阴精大亏。 ❼ 经间期出血——舌根苔少、色红，为肾精亏虚，虚火灼津
治则	滋肾养阴，固冲止血
方药	两地汤加减
方歌	**两地汤** 火旺水亏两地汤，白芍玄参生地黄； 地骨阿胶麦冬肉，先期量少效非常
处方	生地黄 15g、玄参 10g、白芍 10g、麦冬 15g、地骨皮 10g、阿胶（烊化）15g。 7 剂，水煎服，每次 300ml，早、晚温服
方解	阴虚与血热同时存在，当一面养阴以配阳，一面清热以护阴。故方用生地黄、玄参、麦冬、白芍、阿胶，养血滋液，补不足之阴，阴平阳自秘；生地黄、玄参、地骨皮清肝肾虚热，热清阴自充，两组药物同用，相辅相成，相得益彰，展示了以养阴为主，清热为辅的配伍形式。骨中之热，由于肾宫之热，清其骨髓，则肾气自寒，而又不损伤胃气，此治之巧也

02 湿热——舌胖质红

主症	两次月经中间有少量出血、色黯红或深红、质稠有臭气，口苦、头晕、心烦胸闷、口腻纳呆、带下量多色黄

舌象分析

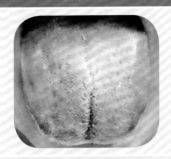

上焦	❶ 头晕——舌尖胖大，为气血不足，清窍失养。
	❷ 慢性咽炎——舌尖中部凹陷，为肺气不足，咽喉不利。
	❸ 乳腺增生——舌尖两侧隆起，为增生标志。
	❹ 颈椎不好——舌尖中部凹陷，为营卫不和。
中焦	❺ 胃胀、反酸——舌中胖大，为脾胃虚弱，运化无力。
下焦	❻ 腰膝酸软——舌根苔黄腻，为湿热阻滞经络。
	❼ 黄带多，外阴瘙痒——舌根苔黄腻，为下焦湿热。
	❽ 经间期出血——舌根胖大，苔黄腻，为湿热阻滞，冲任失调
治则	清利湿热，固冲止血
方药	清肝止淋汤加减
方歌	**清肝止淋汤** 清肝止淋当归芍，生地丹柏大红枣； 黑豆牛膝香附配，亦可方中加阿胶

处方	白芍 10g、当归 10g、生地黄 10g、阿胶（烊化）10g、牡丹皮 10g、黄柏 10g、牛膝 15g、香附 10g、大枣 10g、小黑豆 10g。7 剂，水煎服，每次 300ml，早、晚温服
方解	本方为治赤带之方。方中白芍、当归、大枣、小黑豆补血养肝；牡丹皮、生地黄清肝凉血；阿胶补血止血；黄柏、牛膝清利湿热；香附调肝理气。诸药配伍，有清肝凉血补血、止带利湿之效

03　血瘀——舌质紫暗

主症	两次月经中间有少量出血、色紫黑或紫黯、质稠夹块，小腹疼痛拒按、块下则痛减

舌象分析

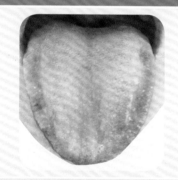

上焦	❶ 颈椎不好——舌尖中部凹陷，为营卫不和。 ❷ 慢性咽炎——舌尖中部凹陷，为肺气不足，咽喉不利。 ❸ 胸闷、喜太息——舌尖部色暗，为气血运行不畅，心脉不畅。
中焦	❹ 胃胀、反酸——舌中部凹陷，为脾胃虚弱，但舌两边质暗，多为肝气乘脾。 ❺ 胁胀满——舌两边为肝胆，舌两边胖大、质暗，为肝胆气机不畅，气血运行受阻。

下焦	❻ 腰膝酸软——舌根胖大、凹陷，为肾阳不足。 ❼ 经间期出血——舌质紫暗，为瘀阻胞宫
治则	化瘀止血
方药	逐瘀止血汤加减
方歌	**逐瘀止血汤** 逐瘀止血生地黄，桃仁赤芍生大黄； 枳壳丹皮当归尾，龟甲醋制共合方
处方	生地黄 10g、大黄（后下）5g、赤芍 10g、牡丹皮 10g、当归尾 10g、枳壳 10g、醋龟甲（先煎）10g、桃仁 5g。 7 剂，水煎服，每次 300ml，早、晚温服
方解	本方为瘀血阻滞之证而设。方中生地黄、当归尾、赤芍养血活血；桃仁、大黄、牡丹皮活血逐瘀；枳壳行气，使气行则血行；龟甲为血肉有情之品，滋阴潜阳止血。全方共奏活血逐瘀、凉血止血之效

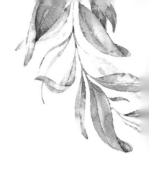

第八节

崩漏

崩漏	月经的周期、经期、经量发生严重紊乱，忽然大下者为崩，淋漓不断出血者为漏，由于崩与漏二者常相互转化，故概称崩漏

01 肾阳虚——舌胖质淡

主症	经血非时而下、量或多或少、色淡红或黯淡、质稀，小腹冷痛、喜温喜按、头晕耳鸣、腰膝酸软、大便溏薄、小便清长

舌象分析

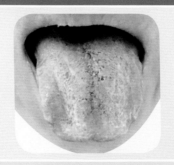

上焦	❶ 头晕、健忘——舌尖胖大，为气血不足，清窍失养。 ❷ 乳腺增生——舌尖两侧凸起，为增生标志。 ❸ 慢性咽炎——舌尖中部凹陷，为肺气不足，咽喉不利。 ❹ 颈椎不好——舌尖中部凹陷，为营卫不和。

中焦	⑤ 胃胀——舌中凹陷，略有白苔，为脾胃虚弱，运化无力。 ⑥ 困重犯懒——舌边胖大，略有齿痕，为湿邪困阻，气机不利。 ⑦ 大便不成形——舌中后部凹陷，为胃肠虚弱。
下焦	⑧ 腰膝酸软、腿沉腿凉——舌根胖大，为肾阳不足，寒凝经脉。 ⑨ 崩漏——舌根胖大，为肾阳虚弱，固摄无力
治则	温肾益气，固冲止血
方药	右归丸加减
方歌	**右归丸** 右归丸中地附桂，山药萸肉菟丝归； 杜仲鹿角枸杞子，益火之源此方魁
处方	熟地黄 10~20g、炮附子（先煎）8~15g、肉桂 5~10g、山药 10~15g、山茱萸 10g、菟丝子 10g、鹿角胶（烊化）10g、枸杞子 10~15g、当归 10~15g、盐杜仲 10g。 7 剂，水煎服，每次 300ml，早、晚温服
方解	附子、肉桂、鹿角胶为君药，温补肾阳，填精补髓。臣以熟地黄、枸杞子、山茱萸、山药，滋阴益肾，养肝补脾。佐以菟丝子补阳益阴，固精缩尿；杜仲补益肝肾，强筋壮骨；当归养血和血，助鹿角胶以补养精血。诸药配合，共奏温补肾阳、固冲止血之功

02 肾气虚——舌根胖大

主症	经血非时而下、量或多或少、色淡红或黯淡、质稀，面色晦暗，眼眶黯，小腹空坠，腰脊酸软

舌象分析

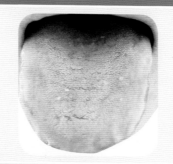

上焦	❶ 头晕、乏力——舌尖胖、质淡，为气血不足，清窍失养。 ❷ 慢性咽炎——舌尖齿痕，为肺气不足，咽喉不利。
中焦	❸ 胃胀、纳差——舌中部为脾胃区，质胖，为脾虚湿盛。 ❹ 胁胀满——舌两边为肝胆，舌质胖大，有齿痕，为湿阻肝胆，气机不利。
下焦	❺ 腰膝酸软——舌根胖大，为肾阳不足。 ❻ 双下肢沉重、怕冷——舌根胖大，为肾阳不足，下焦寒湿。 ❼ 崩漏——舌根胖大、质淡，为肾气不足，冲任失养，固摄无力。
治则	补肾益气，固冲止血
方药	加减苁蓉菟丝子丸加党参、黄芪、阿胶
方歌	**加减苁蓉菟丝子丸** 加减苁蓉菟丝子，熟地当归覆盆子； 艾叶寄生枸杞子，固冲止血益肾气
处方	肉苁蓉 10~15g、菟丝子 10g、熟地黄 10~20g、当归 10g、覆盆子 10g、艾叶 10g、桑寄生 15~30g、枸杞子 15g、党参 10~30g、黄芪 15g、阿胶（烊化）10g。 7 剂，水煎服，每次 300ml，早、晚温服

| 方解 | 熟地黄补肾益精，肉苁蓉温阳化气，覆盆子、枸杞子、桑寄生均有补肝肾、强筋骨之效，再加入菟丝子补阳益阴，固精缩尿；当归、阿胶补血调经，艾叶温经散寒，党参、黄芪益气健脾。诸药相合，温肾阳，助肾气，固冲止血 |

03 肾阴虚——舌红无苔

| 主症 | 经血非时而下、量或多或少、色鲜红、质稠，两颧红赤、五心烦热、口干咽燥、失眠多梦、腰膝酸软 |

舌象分析

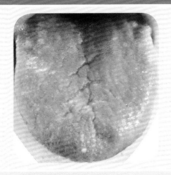

上焦	❶ 头胀——舌尖前部裂纹，质红无苔，为虚火上扰。 ❷ 慢性咽炎——舌尖中部凹陷，为津液不足。 ❸ 口干——舌尖裂纹，为热灼津伤。
中焦	❹ 消谷善饥——舌中部裂纹，为胃热炽盛，腐熟太过。 ❺ 情绪不佳——舌两侧与舌中部高低不平，多为肝气疏泄不利。
下焦	❻ 腰膝酸软，五心烦热——舌根质红，为肾阴亏虚。 ❼ 崩漏——舌根少苔、色红，为虚火灼津、冲任失调
治则	滋肾益阴，固冲止血
方药	左归丸加减

方歌	左归丸 左归丸内山药地，萸肉枸杞与牛膝； 菟丝龟鹿二胶合，壮水之主方第一
处方	熟地黄 10g、山药 10g、枸杞子 10g、山茱萸 10g、川牛膝 10g、菟丝子 20g、鹿角胶（烊化）10g、龟甲胶（烊化）10g。 7 剂，水煎服，每次 300ml，早、晚温服
方解	本方重用熟地黄滋肾益精；枸杞子补肾益精、养肝明目；龟鹿二胶，为血肉有情之品，峻补精髓，其中龟甲胶偏于补阴，鹿角胶偏于补阳，在补阴之中配伍补阳药，意在"阳中求阴"；菟丝子性平补肾。以上为补肾药组。佐山茱萸养肝滋肾、涩精敛汗，山药补脾益阴、滋肾固精，牛膝益肝肾、强腰膝、健筋骨、活血，既补肾，又兼补肝脾。全方共奏滋肾益阴、固冲止血之功。

04 脾虚——舌胖质淡

主症	经血非时而下、量或多或少、色淡红、质稀（崩则脉芤，漏则脉缓弱），面色㿠白、神疲肢倦、腹胀纳呆、面浮肢肿、大便溏薄、带下量多

舌象分析

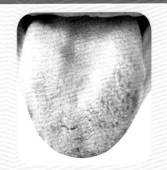

上焦	❶ 头晕、乏力——舌尖胖、质淡，为气血不足，清窍失养。
	❷ 乳腺增生——舌尖中部两侧凸起，为增生标志。
中焦	❸ 胃胀、纳差——舌中部为脾胃区，质胖，为脾虚气血不足。
	❹ 胁胀满——舌两边胖大，为湿阻肝胆，气机不利。
下焦	❺ 腰膝酸软——舌根胖大，为肾阳不足。
	❻ 双下肢沉重、怕冷——舌根胖大，为肾阳不足，寒凝经脉。
	❼ 崩漏——舌根胖大，为脾肾虚弱，气血亏虚，冲任失调
治则	补气摄血，固冲止崩
方药	固冲汤加减
方歌	**固冲汤** 固冲汤中芪术龙，牡蛎海蛸五倍同； 茜草山萸棕炭芍，益气止血治血崩
处方	生黄芪 10~20g、炒白术 10~20g、龙骨（先煎）15~30g、牡蛎（先煎）15~30g、山茱萸 10g、白芍 10g、海螵蛸 15g、茜草 10g、棕榈炭 10g、五倍子 5g。 7 剂，水煎服，每次 300ml，早、晚温服

方解	山茱萸甘酸而温，既能补益肝肾，又能收敛固涩，故重用以为君药。龙骨味甘涩，牡蛎咸涩收敛，合用以"收敛元气，固涩滑脱""治女子崩带"（《医学衷中参西录》中册），龙骨、牡蛎煅用，收涩之力更强，共助君药固涩滑脱，均为臣药。张锡纯每以山茱萸、龙骨、牡蛎同用，成为收敛止血，或为救元气欲脱的常用配伍组合。脾主统血，气随血脱，又当益气摄血，白术补气健脾，以助健运统摄；黄芪既善补气，又善升举，尤善治流产、崩漏，二药合用，令脾气旺而统摄有权，亦为臣药。生白芍味酸收敛，功能补益肝肾，养血敛阴；棕榈炭、五倍子味涩收敛，善收敛止血；海螵蛸、茜草固摄下焦，既能止血，又能化瘀，使血止而无留瘀之弊，以上共为佐药。诸药合用，共奏固冲摄血、益气健脾之功

05 阴虚血燥——舌红少苔

主症	初潮迟、月经后期、量少、色红、质稠、渐致闭经，五心烦热，颧红唇干，盗汗甚至骨蒸劳热，干咳或咳嗽唾血

舌象分析

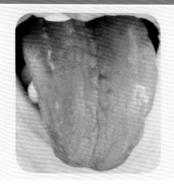

上焦	❶ 心烦——舌尖红，为热扰心神。
	❷ 失眠——舌尖红，为热扰心神，心神不宁。
	❸ 咽干目涩，口干口苦——舌尖红，为热灼津伤。
中焦	❹ 烧心——舌中红，有裂纹，为虚火灼伤胃络。
	❺ 干呕——舌中质红，为热灼津伤。
	❻ 两胁胀满——舌两边红、无苔，为阴火旺盛伤及肝络，络脉不和。
下焦	❼ 大便干燥——舌根红，为虚火伤阴，大肠津亏。
	❽ 腰膝酸软，五心烦热，潮热盗汗——舌根红、无苔，为阴虚火旺、火热内郁所致。
	❾ 崩漏——舌根红，为热灼胞宫，热迫血妄行所致
治则	养阴清热调经
方药	加减一阴煎加丹参

加减一阴煎

方歌	加减一阴治骨蒸，虚劳潮热经水停； 三地知母麦草芍，酸甘化阴血海盈
处方	生地黄 10~15g、熟地黄 15g、地骨皮 10g、白芍 10g、麦冬 15g、炙甘草 5g、知母 10g、丹参 10g。 7 剂，水煎服，每次 300ml，早、晚温服
方解	生地黄养阴清热凉血，熟地黄滋阴补肾；白芍养血和阴，合地黄、丹参以奏养血调血之力；麦冬生津清热润燥；知母、地骨皮清热滋阴；丹参凉血活血；炙甘草益脾胃，调诸药。诸药合用，共奏滋肾益阴、和血调经之功

虚热——舌红少苔

主症	经血非时而下、量或多或少、色鲜红，面颊潮红，烦热少寐，咽干口燥，大便干结

舌象分析

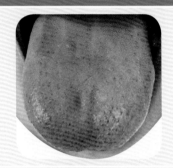

上焦	❶ 心烦——舌尖红，为热扰心神。
	❷ 失眠——舌尖红，为热扰心神，心神不宁。
	❸ 咽干目涩，口干——舌尖红，为热灼津伤。
中焦	❹ 胃灼热（烧心）——舌中质红，为虚火灼伤胃络。
	❺ 干呕——舌中质红，为热灼津伤。
	❻ 两胁胀满——舌两边红，为阴火旺盛伤及肝络，络脉不和。
下焦	❼ 大便干燥——舌根红，为虚火伤阴，大肠津亏。
	❽ 腰膝酸软，五心烦热，潮热盗汗——舌根红、无苔，为阴虚火旺、火热内郁所致。
	❾ 崩漏——舌根红，为热迫胞宫，血妄行所致
治则	养阴清热，固冲止血
方药	上下相资汤加减

	上下相资汤
方歌	上下相资用三参，归地五味车前追； 葳蕤麦冬牛膝入，虚热崩漏此方推
处方	熟地黄 15g、山茱萸 10g、葳蕤 10g、党参 10g、玄参 10g、沙参 15g、当归 10g、麦冬 15g、五味子 5g、牛膝 10g、车前子 10g。 7 剂，水煎服，每次 300ml，早、晚温服
方解	熟地黄填精益髓，山茱萸滋补肝肾，葳蕤、麦冬、沙参、五味子善补肺肾之阴，又能清上焦虚火，党参大补元气，玄参清热滋阴凉血，牛膝引火下行，当归养血活血，车前子泄下焦虚火，使熟地黄等药补而不滞。全方相配，清热滋阴，固冲止血

07 实热——舌质均红

主症	经血非时而下、量或多或少、色深红、质稠，头晕面赤、心烦口渴、喜冷饮、大便秘结、小便短赤

舌象分析

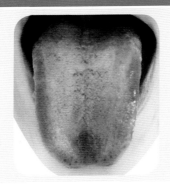

上焦	❶ 头晕、头胀痛——舌尖暗红，为心火旺盛，火热上扰清窍。
	❷ 咽干——舌尖红，为热灼津伤。
	❸ 心烦易怒、失眠——舌尖红，为热扰心神。
中焦	❹ 胃胀、反酸——舌中质红，苔略腻，为脾胃湿热。
	❺ 口苦、口臭——舌中质红，苔略腻，为湿热蕴结，湿浊上泛。
	❻ 急躁易怒——舌两边色暗红、苔略少，为湿热阻滞肝胆，肝胆气机不利。
下焦	❼ 腰膝酸软——舌根凹陷，苔腻，为肾精不足，湿阻经络。
	❽ 崩漏——舌根暗红，苔腻，为火旺瘀阻，兼有湿浊，冲任失调
治则	清热凉血，固冲止血
方药	清热固经汤加减
方歌	**清热固经汤** 清热固经栀芩榆，生地地骨藕节榈； 龟甲牡蛎阿胶草，经血淋漓此方与
处方	炙龟甲（先煎）10g、牡蛎（先煎）15~30g、阿胶（烊化）10g、生地黄 15g、地骨皮 10g、焦栀子 10g、黄芩 10g、地榆 10g、棕榈炭 10g、生藕节 10g、生甘草 10g。 7 剂，水煎服，每次 300ml，早、晚温服
方解	生地黄、地骨皮、焦栀子、生藕节、黄芩善清热凉血，地榆凉血止血，棕榈炭收敛止血，阿胶补血止血，牡蛎收敛固涩，又龟甲活血滋阴，使诸药收而不滞。生甘草既清热，又调和诸药

<table>
<tr><td>08</td><td colspan="2"><h1>血瘀——舌质紫暗</h1></td></tr>
</table>

主症	经血非时而下、时下时止或淋漓不净，或闭停日久，又突然大下、色黑、质稠、夹血块，小腹疼痛拒按、块下则痛减

舌象分析

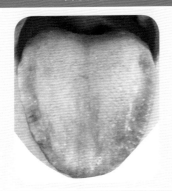

上焦	❶ 颈椎不好——舌尖中部凹陷，为营卫不和。 ❷ 慢性咽炎——舌尖中部凹陷，为肺气不足，咽喉不利。 ❸ 胸闷、喜太息——舌尖部色暗，为气血运行不畅，心脉不通。
中焦	❹ 胃胀、反酸——舌中部凹陷，为脾胃虚弱，但舌两边质暗，多为肝气乘脾。 ❺ 胁胀满痛——舌两边为肝胆，舌质胖大、质暗，为肝胆气机不畅，气血运行受阻。
下焦	❻ 腰膝酸软——舌根胖大、凹陷，为肾阳不足。 ❼ 崩漏——舌根胖大，舌边紫暗，为瘀阻胞宫，冲任失调
治则	活血化瘀，固冲止血
方药	逐瘀止血汤加减
方歌	**逐瘀止血汤** 逐瘀止血生地黄，桃仁赤芍生大黄； 枳壳丹皮当归尾，龟甲醋制共合方

处方	生地黄 10g、大黄（后下）5g、赤芍 10~15g、牡丹皮 10~15g、当归尾 10~15g、枳壳 10g、龟甲（先煎）10~30g、桃仁 10g。7 剂，水煎服，每次 300ml，早、晚温服
方解	本方为瘀血阻滞之证而设。方中生地黄、当归尾、赤芍养血活血；桃仁、大黄、牡丹皮活血逐瘀；枳壳行气，使气行则血行；龟甲为血肉有情之品，滋阴潜阳止血。全方共奏活血逐瘀、固冲止血之功效

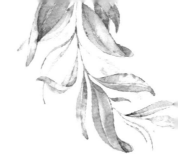

第
九
节

闭经

闭经	女子年满 16 周岁，月经尚未来潮，或已建立起月经周期规律后又因病停止 6 个月以上，或根据自身月经周期计算停止 3 个周期以上者，称为闭经

01 肾气亏损——舌根胖大

主症	初潮迟、月经后期、量少、色黯淡、质稀、渐致闭经，头晕耳鸣、腰膝酸软、大便溏薄、小便清长、夜尿多

舌象分析

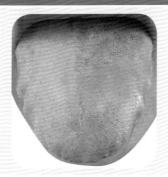

上焦	❶ 健忘——舌尖胖大、色淡，为气血不足，清窍失养。 ❷ 乳腺增生——舌尖两侧凸起，为增生标志。

中焦	❸ 胃胀——舌中凹陷，为脾胃虚弱，运化无力。 ❹ 困重犯懒——舌边胖大，略有齿痕，为湿邪困阻，气机不利。 ❺ 胁胀——舌两侧隆起，有齿痕，为肝胆气机不利。
下焦	❻ 腰膝酸软、腿沉腿凉——舌根胖大，为肾阳不足，寒凝经脉。 ❼ 闭经——舌根胖大，为肾气不足，冲任亏虚
治则	补肾益气，调理冲任
方药	加减苁蓉菟丝子丸
方歌	**加减苁蓉菟丝子丸** 加减苁蓉菟丝子，熟地当归覆盆子； 艾叶寄生枸杞子，固冲止血益肾气
处方	肉苁蓉 20g、菟丝子 20g、熟地黄 10g、覆盆子 10g、当归 10g、枸杞子 20g、桑寄生 10g、艾叶 10g。 7 剂，水煎服，每次 300ml，早、晚温服
方解	肉苁蓉、菟丝子、熟地黄、覆盆子、艾叶、桑寄生，是温补下元之药，当归、枸杞子调血脉，养肝血，以滋荣

02 气血虚弱——舌质淡白

主症	月经后期、量少、色淡红、质稀、渐致闭经，头晕眼花、心悸怔忡、失眠多梦、小腹空坠，面、唇、舌、爪甲淡白，皮肤干燥不泽

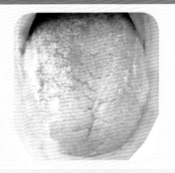

上焦	❶ 头晕、乏力——舌尖胖、质淡，为气血不足，清窍失养。 ❷ 颈椎不好——舌尖中部凹陷，为营卫不和。 ❸ 乳腺增生——舌尖中部两侧凸起，为增生标志。
中焦	❹ 胃胀、纳差——舌中部为脾胃区，质胖，为脾虚气血不足。 ❺ 胁胀满——舌两边为肝胆，舌胖大，为湿阻肝胆，气机不利。
下焦	❻ 腰膝酸软——舌根胖大，为肾阳不足。 ❼ 双下肢沉重、怕冷——舌根胖大，为肾阳不足，下焦寒湿。 ❽ 闭经——舌根胖大、质淡，为气血不足兼有肾阳亏虚，冲任失调
治则	益气养血调经
方药	人参养荣汤加减
方歌	**人参养荣汤** 人参养荣陈远味，参苓术草地芍归； 心脾不足气血亏，温补气血神宜安
处方	白芍 15g、当归 10~20g、陈皮 10g、黄芪 10~30g、桂枝 10g、党参 10g、炒白术 10~15g、炙甘草 10g、熟地黄 10~20g、五味子 5g、茯苓 10g、远志 10g。 7 剂，水煎服，每次 300ml，早、晚温服

| 方解 | 本方是四君子汤（人参、茯苓、白术、甘草）加陈皮行气之品，四物汤（熟地黄、白芍、当归、川芎）去川芎行血之药，可见它补气补血的功效比八珍汤还好。同时，五味子配合党参、黄芪敛汗，固表以强外，远志化痰安神以安里，外强里安，利于气血两生；桂枝温通经脉，调和气血 |

03　气滞血瘀——边薄质暗

| 主症 | 平素月经正常，突然月经数月不行，小腹胀痛拒按、块下则痛减，胸胁、乳房胀满，精神抑郁、烦躁易怒 |

舌象分析

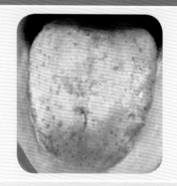

上焦	❶ 头胀痛——舌尖暗红，为心火旺盛兼有瘀滞，瘀热上扰清窍。 ❷ 慢性咽炎——舌尖凹陷，有红点，为湿热闭阻咽喉。 ❸ 乳腺增生——舌尖色红暗，两侧略隆起，为乳腺增生标志。
中焦	❹ 胁肋疼痛——舌边红、色暗，为肝胆气滞血瘀。 ❺ 胃胀、纳差——舌中部胖大、质暗，为脾胃虚弱，中焦气血运行不畅。
下焦	❻ 腰酸、腿沉、腿凉——舌根胖大，多为肾阳不足，寒凝经脉。 ❼ 闭经——舌两边紫暗，为气血运行不畅，瘀久则经闭

治则	理气活血，祛瘀通经
方药	膈下逐瘀汤加减

方歌	**膈下逐瘀汤** 膈下逐瘀桃牡丹，当归枳壳元胡甘； 赤芍乌药五灵脂，川芎红花香附煎

处方	五灵脂 6g、当归 9g、川芎 6g、桃仁 9g、牡丹皮 6g、赤芍 6g、乌药 6g、延胡索 3g、炙甘草 9g、香附 5g、红花 9g、枳壳 5g。7 剂，水煎服，每次 300ml，早、晚温服

方解	本方用当归、川芎、桃仁、红花、赤芍、牡丹皮活血化瘀、消积止痛；五灵脂、香附、乌药、延胡索行气散结止痛；甘草缓急止痛，调和诸药；枳壳合桃仁，一走气分，一走血分，两药合用可通腑泻下、调和气血。诸药合用，共奏活血化瘀、消积止痛之功

04 痰湿阻滞——舌胖苔白

主症	平素月经正常，突然月经数月不行，形体肥胖、胸闷呕恶、头晕心悸、口腻纳呆、带下量多质稠如痰状、神疲肢倦

舌象分析

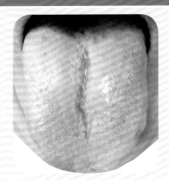

上焦	❶ 头晕、乏力、健忘——舌尖胖、质淡，为气血不足，清窍失养。 ❷ 颈椎不好——舌尖中部凹陷，为营卫不和。 ❸ 慢性咽炎——舌尖中部凹陷，为肺气不足，咽喉不利。 ❹ 乳腺增生——舌尖中部两侧凸起，为增生标志。
中焦	❺ 胃胀、纳差——舌中部为脾胃区，质胖，为脾虚湿盛，胃气不降。 ❻ 胁胀满——舌两边为肝胆，舌胖大，为肝胆气机不畅。
下焦	❼ 腰膝酸软——舌根胖大，为肾阳不足。 ❽ 双下肢沉重、怕冷——舌根胖大，为肾阳不足，下焦寒湿。 ❾ 闭经——舌根白腻，为痰湿阻滞胞宫
治则	健脾燥湿祛痰，活血调经
方药	苍附导痰丸加减
方歌	**苍附导痰丸** 苍附导痰叶氏方，陈苓夏草南星姜； 燥湿祛痰行气滞，痰浊经闭此方商
处方	苍术 10g、香附 10g、陈皮 10g、胆南星 5~10g、半夏 9g、茯苓 10~20g、炙甘草 10g、生姜 10g、三七 6g。 7 剂，水煎服，每次 300ml，早、晚温服
方解	苍术、半夏、生姜辛温性燥，燥湿化痰，降逆止呕；陈皮辛苦性温，燥湿化痰，理气和中；茯苓甘平而淡，甘能健脾和中，淡能利水渗湿，断其源，竭其流，则湿无所聚；甘草助茯苓健脾和中，兼制半夏之毒，调和诸药为使。全方共奏燥湿化痰、理气和中之功，为治湿痰证之主方。加入香附、胆南星、三七，理气、活血通经、清热

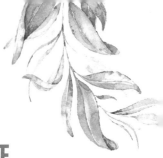

第
十
节

多囊卵巢综合征

多囊卵巢综合征	青春期及育龄期女性最常见的一种内分泌紊乱性疾病，以生殖功能障碍和糖代谢异常并存为特征。临床表现有月经紊乱、稀发或闭经，多毛、痤疮、黑棘皮、肥胖、不孕、双侧卵巢多囊样改变等，是导致女性不孕的主要原因之一，妊娠后自然流产的风险也增加

01 肾虚——舌根胖大

主症	月经迟或周期延迟或经期紊乱，量多或少或淋漓不尽、色淡质稀，渐致闭经，腰腿酸软，头晕耳鸣，面色不华，身疲倦怠，胃寒便溏

舌象分析

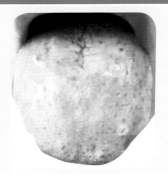

上焦	❶ 头晕——舌尖胖大，为气血亏虚，清窍失养。 ❷ 乳腺增生——舌尖两侧凸起，为增生标志。 ❸ 慢性咽炎——舌尖中部凹陷，为肺气不足，咽喉不利。 ❹ 颈椎不好——舌尖中部凹陷，为营卫不和。
中焦	❺ 胃胀——舌中凹陷，略有白苔，为脾胃虚弱，运化无力。 ❻ 困重犯懒——舌边胖大，略有齿痕，为湿邪困阻，气机不利。 ❼ 大便不成形——舌中后部胖大、凹陷，为胃肠虚弱。
下焦	❽ 腰膝酸软、腿沉腿凉——舌根胖大，为肾阳不足，寒凝经脉。 ❾ 月经较少——舌根胖大，为肾精不足，气血亏虚

舌根胖大尤其要注意，代表的是肚脐以下部位，女同志舌根肥厚胖大，提示子宫肥厚胖大，气血亏虚、水湿重、阳气不足，往往会出现经前泄泻，或者经期泄泻、月经色淡等

治则	益肾调冲
方药	右归丸加减
方歌	**右归丸** 右归丸中地附桂，山药萸肉菟丝归； 杜仲鹿角枸杞子，益火之源此方魁
处方	熟地黄 10~20g、炮附子 8~15g、肉桂 5~10g、山药 10~15g、山茱萸 10g、菟丝子 10g、鹿角胶（烊化）10g、枸杞子 10~15g、当归 10~15g、盐杜仲 10g。 7 剂，水煎服，每次 300ml，早、晚温服
方解	附子、肉桂、鹿角胶为君药，温补肾阳，填精补髓。臣以熟地黄、枸杞子、山茱萸、山药滋阴益肾，养肝补脾。佐以菟丝子补阳益阴，固精缩尿；杜仲补益肝肾，强筋壮骨；当归养血和血，助鹿角胶以补养精血。诸药配合，共奏温补肾阳、填精止遗之功

02 痰湿阻滞——舌胖苔白

主症	经期延后，量少、色淡、质黏稠，带下量多，渐致闭经，胸闷泛恶，形体丰满或肥胖，喉间多痰，毛发浓密，神疲肢重

舌象分析

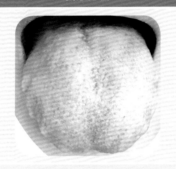

上焦

❶ 头晕、乏力——舌尖胖、质淡，为气血不足，清窍失养。

❷ 颈椎不好——舌尖中部凹陷，为营卫不和。

❸ 慢性咽炎——舌尖中部凹陷，为肺气不足，咽喉不利。

❹ 乳腺增生——舌尖中部两侧凸起，为增生标志。

❺ 健忘——舌尖胖，为心脾两虚，气血不足，脑髓空虚。

中焦

❻ 胃胀、纳差——舌中部为脾胃区，质胖，为脾虚湿盛。

❼ 胁胀满——舌两边为肝胆，舌质胖大，为湿邪阻遏肝胆气机。

❽ 泄泻——舌中胖大，为脾虚湿盛，水谷不化，清浊不分，而发为泄泻。

下焦

❾ 腰膝酸软——舌根胖大，为肾阳不足。

❿ 双下肢沉重、怕冷——舌根胖大，为肾阳不足，下焦寒湿。

⓫ 白带多——舌根白腻，为脾虚生湿，肾虚带脉失约而致湿浊下注

治则	燥湿化痰，活血调经
方药	苍附导痰丸加减

	苍附导痰丸
方歌	苍附导痰叶氏方，陈苓夏草南星姜； 燥湿祛痰行气滞，痰浊经闭此方商
处方	苍术 10g、香附 10g、陈皮 10g、胆南星 5~10g、半夏 9g、茯苓 10~20g、炙甘草 10g、生姜 10g、三七 6g。 7 剂，水煎服，每次 300ml，早、晚温服
方解	苍术、半夏、生姜辛温性燥，燥湿化痰，降逆止呕；陈皮辛苦性温，燥湿化痰，理气和中；茯苓甘平而淡，甘能健脾和中，淡能利水渗湿，断其源，竭其流，则湿无所聚；甘草助茯苓健脾和中，兼制半夏之毒，调和诸药为使。全方共奏燥湿化痰、理气和中之功，为治湿痰证之主方。加入香附、胆南星、三七，理气、活血通经、清热

03 气滞血瘀——舌质紫暗

主症	经期延后，量多或少，淋漓不尽，色黯红，质稠或有血块，渐致闭经；或婚久不孕，伴乳房胀痛、小腹胀痛拒按、胸胁胀痛

舌象分析

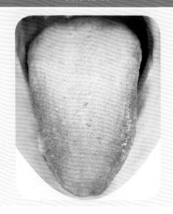

上焦	❶ 颈椎不好——舌尖中部凹陷，为营卫不和。 ❷ 慢性咽炎——舌尖中部凹陷，为肺气不足，咽喉不利。 ❸ 胸闷、喜太息——舌尖部色暗，为气血运行不畅，心脉不畅。
中焦	❹ 胃胀、反酸——舌中部凹陷，为脾胃虚弱，但舌两边质暗多为肝郁脾虚，运化无力而停滞。 ❺ 胁胀满痛——舌两边为肝胆，舌质胖大、质暗，为肝胆气机不畅，气血运行受阻。
下焦	❻ 腰膝酸软——舌根胖大、凹陷，为肾阳不足。 ❼ 闭经——舌根胖大，苔白腻，为肾阳不足，水湿停聚，而舌两边紫暗为肝郁血瘀，瘀阻胞宫
治则	理气活血，祛瘀通经
方药	膈下逐瘀汤加减
方歌	膈下逐瘀汤 膈下逐瘀桃牡丹，赤芍乌药元胡甘； 归芎灵脂红花壳，香附开郁血亦安
处方	五灵脂 6g、当归 9g、川芎 6g、桃仁 9g、牡丹皮 6g、赤芍 6g、乌药 6g、延胡索 3g、炙甘草 9g、香附 5g、红花 9g、枳壳 5g。 7 剂，水煎服，每次 300ml，早、晚温服
方解	本方用当归、川芎、桃仁、红花、赤芍、牡丹皮活血化瘀、消积止痛；五灵脂、香附、乌药、延胡索行气散结止痛；甘草缓急止痛，调和诸药；枳壳合桃仁，一走气分，一走血分，两药合用可通腑泻下、调和气血。诸药合用，共奏活血化瘀、消积止痛之功

肝经湿热——边红苔腻

主症	月经稀发，或闭经，或紊乱，婚久不孕，体型壮实，毛发浓密，面部痤疮，经前乳房胀痛，大便秘结

舌象分析

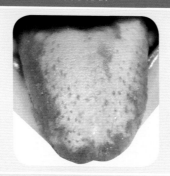

上焦	❶ 头晕、头胀痛——舌尖暗红，为心火旺盛，火热上扰清窍。 ❷ 咽干——舌尖红，为热灼津伤。 ❸ 乳腺增生——舌尖两侧隆起，为湿热、瘀血阻滞经络。 ❹ 心烦易怒、失眠——舌尖红，为心火旺盛，热扰心神。
中焦	❺ 胃胀——舌中胖大、边红，为脾胃湿热。 ❻ 急躁易怒——舌两边红，为肝火旺盛。
下焦	❼ 腰膝酸软——舌根苔黄腻，为肾经湿热阻滞。 ❽ 闭经——舌两边红，舌根胖大，为肝经湿热下注胞宫
治则	泻肝清热，除湿调经
方药	龙胆泻肝汤加减
方歌	**龙胆泻肝汤** 龙胆泻肝栀芩柴，木通车前泽泻偕； 生地当归与甘草，肝胆实火湿热排

处方	龙胆草 6g、炒黄芩 9g、山栀子 9g、泽泻 12g、木通 9g、车前子 9g、当归 9g、生地黄 10g、柴胡 10g、生甘草 6g。 7 剂，水煎服，每次 300ml，早、晚温服
方解	龙胆草大苦大寒，既能清泄肝胆实火，又能清泄肝经湿热，故为君药。黄芩、山栀子苦寒泻火，燥湿清热，共为臣药。泽泻、木通、车前子渗湿泄热，导热下行；实火所伤，损伤阴血，当归、生地黄养血滋阴，邪去而不伤阴血，共为佐药。柴胡舒畅肝经之气，引诸药归肝经；甘草调和诸药，共为佐使药

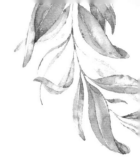

第十一节

痛经

痛经	女性正值经期或经行前后，出现周期性小腹疼痛，或痛引腰骶，甚则剧痛昏厥者，称为"痛经"，亦称"经行腹痛"。若经前或经期仅有小腹或腰部轻微的胀痛不适，不影响日常工作和生活者，则属经期常见生理现象，不作病论

01 气滞血瘀——舌质紫暗

主症	经前或经期，小腹胀痛或阵痛拒按，块下则痛减，小腹胀痛拒按，胸胁、乳房胀满，精神抑郁、善太息、烦躁易怒

舌象分析

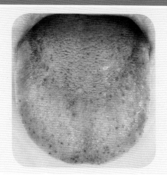

上焦	❶ 头蒙、头胀痛——舌尖红，为心火旺盛，火热上扰清窍。
	❷ 口干——舌尖红，为火热炽盛。
	❸ 乳腺增生——舌尖色红，中部略隆起，为乳腺增生标志。
中焦	❹ 胁肋疼痛——舌边红、隆起、色暗、有瘀斑，为肝胆气滞血瘀。
	❺ 急躁易怒——舌边暗红、隆起，为肝胆疏泄不利。
	❻ 胃胀、纳差、胃痛——舌中部凹陷、色暗，为中焦气血运行不畅。
	❼ 反酸、口臭——舌中部苔黄腻，为气滞日久，水停化热，胃气不降。
下焦	❽ 排便异常——舌根凹陷，苔黄腻，多为大便偏稀，如果湿阻气机较重，可出现排便不畅，但仍大便不成形。
	❾ 腰酸、腿沉、腿凉——舌根凹陷，苔黄腻，多为肾阳不足，湿邪闭阻经脉
	❿ 经行少腹疼痛、血块多——舌根暗，为气血运行不畅
治则	理气行滞，化瘀止痛
方药	膈下逐瘀汤加减
方歌	**膈下逐瘀汤** 膈下逐瘀桃牡丹，赤芍乌药元胡甘； 归芎灵脂红花壳，香附开郁血亦安
处方	五灵脂 6g、当归 9g、川芎 6g、桃仁 9g、牡丹皮 6g、赤芍 6g、乌药 6g、延胡索 3g、炙甘草 9g、香附 5g、红花 9g、枳壳 5g。 7 剂，水煎服，每次 300ml，早、晚温服
方解	当归、川芎、桃仁、红花、赤芍、牡丹皮活血化瘀、消积止痛；五灵脂、香附、乌药、延胡索行气散结止痛；甘草缓急止痛，调和诸药；枳壳合桃仁，一走气分，一走血分，两药合用可通腑泻下、调和气血。诸药合用，共奏活血化瘀、消积止痛之功

寒凝血瘀——舌淡紫暗

主症	月经量少、色不鲜，如黑豆汁样（紫黑、紫黯）、有块，经前或经期小腹冷痛拒按，得温则痛减，畏寒肢冷、面色青白

舌象分析

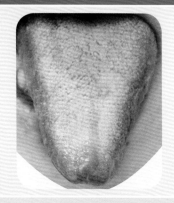

上焦	❶ 气短、乏力——舌尖苔腻、质暗，为寒湿阻滞经络，气血失养。
	❷ 慢性咽炎——舌尖中部色红暗，为湿瘀闭阻咽喉。
	❸ 颈椎不好——舌尖中部凹陷，为营卫不和，寒湿瘀闭。
	❹ 头晕——舌尖暗红，苔腻，为寒湿凝闭经络，气机不畅，清窍失养。
中焦	❺ 胃胀——舌中质胖，为脾胃虚弱，运化无力。
	❻ 易急易怒——舌两边质暗，为肝胆火旺，气血瘀滞。
下焦	❼ 腰膝酸软、腿沉腿凉——舌根胖大，为肾阳不足，寒凝经脉。
	❽ 经行腹痛、拒按——舌根胖大，为寒湿凝闭胞宫，气血不利
治则	温经散寒止痛
方药	少腹逐瘀汤加减
方歌	**少腹逐瘀汤** 少腹逐瘀小茴香，延胡没药芎归姜； 官桂赤芍蒲黄脂，经黯腹痛急煎尝

处方	小茴香 10g、干姜 10g、延胡索 10g、没药 5g、当归 15g、川芎 5~10g、肉桂 10g、赤芍 10~15g、蒲黄 10g、五灵脂 10g。 7 剂，水煎服，每次 300ml，早、晚温服
方解	小茴香、肉桂、干姜味辛而性温热，入肝肾而归脾，理气活血，温通血脉；当归、赤芍入肝，行瘀活血；蒲黄、五灵脂、川芎、延胡索、没药入肝，活血理气，使气行则血活，气血活畅故能止痛，共成温逐少腹瘀血之剂

03　湿热瘀阻——质红苔腻

主症	经前或经期，小腹灼热，疼痛拒按，或平时小腹疼痛，经行加剧。月经量多、色黯红、质稠，夹有血块，或月经失调，口苦、头晕、心烦胸闷、纳呆、口腻、带下量多色黄

舌象分析

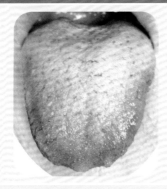

上焦	❶ 头晕、头胀——舌尖暗红，为心火旺盛，火热上扰清窍。 ❷ 乳腺增生——舌尖两侧隆起，为湿热、瘀血阻滞经络。 ❸ 心烦易怒、失眠——舌尖红，为热扰心神。

中焦	④ 胃胀、反酸——舌中胖大、苔腻，为脾胃湿浊阻滞气机升降。
	⑤ 口苦、口臭——舌中胖大、边红，为湿热上泛。
	⑥ 急躁易怒——舌两边紫暗，为肝火旺盛。
下焦	⑦ 腰膝酸软——舌根胖大、苔腻，为肾虚兼有下焦湿浊。
	⑧ 痛经——舌根胖大，舌两边紫暗，为湿热下注，瘀阻胞宫
治则	清热除湿，化瘀止痛
方药	清热调血汤加减
方歌	**清热调血汤** 清热调血黄连丹，归芍川芎地桃红； 延胡莪术香附入，清热除湿止痛安
处方	当归 10g、川芎 5g、白芍 10g、生地黄 10g、黄连 6g、香附 10g、桃仁 10g、红花 10g、延胡索 10g、牡丹皮 12g、蓬莪术 10g。 7 剂，水煎服，每次 300ml，早、晚温服
方解	黄连清热解毒；当归、川芎、白芍、生地黄养血活血，桃仁、红花、蓬莪术活血散瘀，香附、延胡索行气止痛，气行血活，湿热之邪自无留滞之所；生地黄、牡丹皮清血分之热。诸药配合，既能清热解毒，又能利湿活血散结，使湿邪能化，瘀血能散，热毒能清。湿祛热清，瘀化痛止，从而达到消除病灶，清除余邪，瘀散、热清、湿祛之目的

<table>
<tr><td>04</td><td colspan="2"><h1>气血虚弱——舌质淡白</h1></td></tr>
</table>

主症	经后或经期小腹隐隐作痛，喜按，或小腹及阴部空坠不适，月经量少、色淡、质稀，面色㿠白、神疲肢倦、头晕眼花、心悸怔忡、失眠多梦

舌象分析

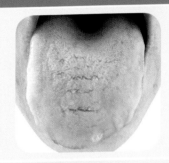

上焦	❶ 头晕、乏力——舌尖胖、质淡，为气血不足，清窍失养。 ❷ 颈椎不好——舌尖中部凹陷，为营卫不和。 ❸ 乳腺增生——舌尖中部偏右侧凸起，为增生标志。
中焦	❹ 胃胀、纳差——舌中部为脾胃区，质胖，有裂纹，为脾虚气血不足。 ❺ 肋胀满——舌两边为肝胆，质胖，为湿阻肝胆，气机不利。
下焦	❻ 腰膝酸软——舌根胖大，为肾阳不足。 ❼ 双下肢沉重、怕冷——舌根胖大，为肾阳不足，寒凝经脉。 ❽ 小腹坠胀、痛经——舌根质淡，为气血亏虚，胞宫失养，无力温煦推动
治则	益气养血，调经止痛
方药	圣愈汤加减

方歌	**圣愈汤** 益气补血圣愈汤，参芪芎归二地黄； 体倦神衰经量多，胎产崩漏气血伤
处方	生地黄 10g、熟地黄 10~20g、白芍 10g、川芎 10g、党参 10g、当归 20g、黄芪 10~30g。 7 剂，水煎服，每次 300ml，早、晚温服
方解	党参、黄芪补气，当归、生地黄、熟地黄、川芎补血滋阴。配合成方，有补气养血之功。气旺则血自生，血旺则气有所附

05 肾气亏损——舌根胖大

主症	经后或经期小腹隐隐作痛，喜按，月经量少、色黯淡、质稀，头晕耳鸣、腰膝酸软、大便溏薄、小便清长、夜尿多

舌象分析

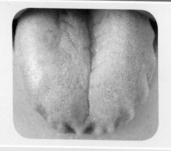

上焦	❶ 犯困嗜睡——舌尖胖大，有齿痕，为气血不足，水湿较重，阳气亏虚，清阳不升，清窍失养。 ❷ 慢性咽炎——舌尖中部凹陷，为肺气不足，咽喉不利。 ❸ 颈椎不好——舌尖中部凹陷，为营卫不和。
中焦	❹ 胃胀——舌中凹陷，苔白，为脾胃虚弱，运化无力。 ❺ 大便不成形——舌中胖大，为湿阻中焦，胃肠虚弱。

下焦	❻ 腰膝酸软、腿沉腿凉——舌根胖大，为肾阳不足，寒凝经脉。 ❼ 经行腹痛——舌根胖大，为寒凝胞宫
治则	补肾益精，养血止痛
方药	益肾调肝汤加减
方歌	益肾调肝巴戟天，杜仲续断乌药添； 地芍归艾益母草，补肾养血效果好
处方	巴戟天 10~15g、杜仲 10g、续断 10g、乌药 10g、熟地黄 10~20g、白芍 10g、当归 10~20g、艾叶 10g、益母草 10~20g。 7 剂，水煎服，每次 300ml，早、晚温服
方解	巴戟天、熟地黄益肾填精，温阳化气；杜仲、续断温肾阳而强腰膝，缓解腰痛；乌药温肾散寒；艾叶温经；益母草、当归活血调经；白芍养血柔肝，调经止痛。诸药相配，温肾化气，养血止痛

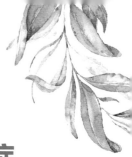

第
十
二
节

子宫内膜异位症

子宫内膜 异位症	具有生长功能的子宫内膜组织出现在子宫腔被覆黏膜以外的身体其他部位所引起的一种疾病，多发于 25~45 岁女性，青春期发病者较罕见，腹腔镜检查在早期诊断与鉴别诊断中有重要意义

01　气滞血瘀——舌质紫暗

主症	经量或多或少，色黯夹有血块，盆腔有结节、包块，经行下腹坠胀剧痛、拒按，或前后阴坠胀欲便，胸闷、乳房胀痛，口干、便结

舌象分析

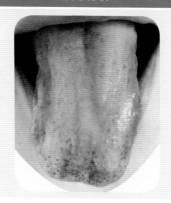

上焦	❶ 头晕——舌尖胖大，为气血不足，清窍失养。 ❷ 咽部不适——舌尖中部凹陷，为肺气不足，咽喉不利。 ❸ 心烦易怒、眠差、多梦——舌尖瘀点，为瘀血阻滞，心气不足，同时兼有心脉瘀阻，心神失养。 ❹ 胸闷、气短、乏力——舌尖胖大，为心气不足。
中焦	❺ 胁肋胀闷、疼痛——舌两侧紫暗，为肝气瘀滞，则两胁气机不畅，络脉不通。 ❻ 情绪时好时坏，容易发火——舌两侧与舌中高低不平，为肝郁气滞。 ❼ 胃胀、纳差——舌中胖大，为脾胃虚弱，湿阻气机。
下焦	❽ 腰酸、腿沉、腿凉——舌根胖大，为肾气不足，肾阳虚弱。 ❾ 经行少腹疼痛——舌根胖大，为下焦寒湿，肾阳不足，寒凝经脉，而舌两边紫暗为有瘀滞，则经行腹痛兼有血块
治则	理气行滞，化瘀止痛
方药	膈下逐瘀汤加减
方歌	**膈下逐瘀汤** 膈下逐瘀桃牡丹，赤芍乌药元胡甘； 归芎灵脂红花壳，香附开郁血亦安
处方	五灵脂 6g、当归 9g、川芎 6g、桃仁 9g、牡丹皮 6g、赤芍 6g、乌药 6g、延胡索 3g、炙甘草 9g、香附 5g、红花 9g、枳壳 5g。 7 剂，水煎服，每次 300ml，早、晚温服
方解	本方用当归、川芎、桃仁、红花、赤芍、牡丹皮活血化瘀、消积止痛；五灵脂、香附、乌药、延胡索行气散结止痛；甘草缓急止痛，调和诸药；枳壳合桃仁，一走气分一走血分，两药合用可通腑泻下、调和气血。诸药合用，共奏活血化瘀、消积止痛之功

寒凝血瘀——苔白紫暗

主症	经量少或淋漓难净，或月经愆期，色黯红，经前或经期小腹绞痛、冷痛、坠胀痛，拒按，得热痛减，畏寒肢冷，或大便不实

舌象分析

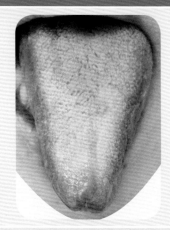

上焦	❶ 气短、乏力——舌尖苔腻、质暗，为寒湿阻滞经络，气血失养。 ❷ 头晕——舌尖胖大，为气血不足，清窍失养。
中焦	❸ 胃胀、口黏——舌中质胖、苔腻，为脾胃虚弱，湿浊较重，运化无力。
下焦	❹ 腰膝酸软、腿沉腿凉——舌根胖大，为肾阳不足，寒凝经脉。 ❺ 经行腹痛、拒按——舌根胖大，为寒湿凝闭胞宫，气血不利
治则	温经散寒，活血化瘀
方药	少腹逐瘀汤加减
方歌	**少腹逐瘀汤** 少腹逐瘀小茴香，延胡没药芎归姜； 官桂赤芍蒲黄脂，经黯腹痛急煎尝

处方	小茴香 10g、干姜 10g、延胡索 10g、没药 5g、当归 15g、川芎 5~10g、肉桂 10g、赤芍 10~15g、蒲黄 10g、五灵脂 10g。 7 剂，水煎服，每次 300ml，早、晚温服
方解	小茴香、肉桂、干姜味辛而性温热，入肝肾而归脾，理气活血，温通血脉；当归、赤芍入肝，行瘀活血；蒲黄、五灵脂、川芎、延胡索、没药入肝，活血理气，使气行则血活，气血活畅故能止痛。共成温逐少腹瘀血之剂

03 肾虚血瘀——舌根胖大、紫暗

主症	经期先后不定，量多或少，经行腹痛，腰脊酸软，神疲体倦，头晕耳鸣，面色晦暗，性欲减退

舌象分析

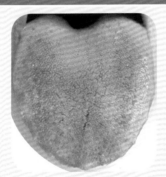

上焦	❶ 头晕、乏力——舌尖胖、质淡暗，为气血不足，清窍失养。 ❷ 慢性咽炎——舌尖中部凹陷，为肺气不足，咽喉不利。
中焦	❸ 胃胀、纳差——舌中部为脾胃区，质胖，为脾虚湿盛。
下焦	❹ 腰膝酸软——舌根胖大，为肾阳不足。 ❺ 痛经——舌根胖，为肾阳不足，寒邪客于胞宫

治则	补肾益气，活血化瘀
方药	补肾祛瘀方加减
方歌	**补肾祛瘀方** 补肾祛瘀用二仙，熟地山药香附添； 三棱莪术成对用，鸡藤丹参活血强
处方	仙茅 10g、淫羊藿（仙灵脾）10g、熟地黄 10~20g、山药 10g、香附 10g、三棱 10g、莪术 10g、鸡血藤 10~30g、丹参 10~30g。 7 剂，水煎服，每次 300ml，早、晚温服
方解	仙茅、淫羊藿（仙灵脾）暖肾助阳化气；熟地黄、山药益气健脾，填精益髓；香附调经止痛；三棱、莪术破血行瘀；鸡血藤、丹参活血养血

04 气虚血瘀——舌淡紫暗

主症	经量多或少，色黯淡，质稀或夹有血块，经行腹痛，肛门坠胀不适，面色无华，神疲乏力，纳差便溏

舌象分析

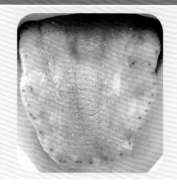

上焦	❶ 气短、乏力——舌尖胖大，为气血不足。
	❷ 乳腺增生——舌尖两侧凸起，为增生标志。
	❸ 慢性咽炎——舌尖中部凹陷，为肺气不足，咽喉不利。
	❹ 颈椎不好——舌尖中部凹陷，为营卫不和。
中焦	❺ 胃胀——舌中质胖，为脾胃虚弱，运化无力。
下焦	❻ 腰膝酸软、腿沉腿凉——舌根胖大，为肾阳不足，寒凝经脉。
	❼ 痛经——舌根胖大、质淡，为气血亏虚，寒凝胞宫
治则	益气温阳，活血化瘀
方药	举元煎加减
方歌	**举元煎**
	景岳书中举元煎，参芪炙草升术添；
	升阳举陷摄气血，血崩血脱服之敛
处方	党参 10~20g、炙黄芪 10~30g、炙甘草 3~6g、升麻 5g、炒白术 10~20g、三七 6g。
	7 剂，水煎服，每次 300ml，早、晚温服
方解	党参、黄芪、白术、炙甘草益气补中，摄血固脱，辅以升麻升阳举陷，三七活血化瘀

05 热灼血瘀——舌红紫暗

主症	经期提前，量多，淋漓不尽，色红，质稠有块，经行或经前发热，小腹灼痛拒按，烦躁易怒，溲黄便结

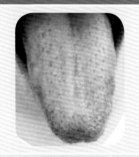

上焦	❶ 头晕、头胀——舌尖暗红，为心火旺盛，火热上扰清窍。
	❷ 心烦易怒、失眠——舌尖暗红，为热扰心神，瘀阻心脉。
中焦	❸ 胃胀——舌中胖大，为脾胃虚弱。
	❹ 急躁易怒——舌两边色暗红，为瘀阻肝胆，肝胆气机不利。
下焦	❺ 腰膝酸软——舌根胖、质暗，为下焦瘀滞，肾阳不足。
	❻ 痛经——舌两边紫暗，为瘀阻胞宫
治则	清热凉血，活血化瘀
方药	小柴胡汤合桃核承气汤

方歌	小柴胡汤	桃核承气汤
	小柴胡汤和解功，	桃核承气五般施，
	半夏人参炙草从；	炙草硝黄并桂枝；
	更加黄芩生姜枣，	瘀热互结小腹胀，
	少阳百病此方宗	蓄血如狂最相宜

处方	柴胡10g、黄芩10g、生姜10g、半夏9g、党参10g、大枣10g、桃仁10g、桂枝10g、大黄（后下）5g、芒硝（冲）10g、炙甘草10g。 7剂，水煎服，每次300ml，早、晚温服
方解	柴胡苦、平，入肝、胆经，透解邪热，疏达经气；黄芩清泄邪热；法半夏和胃降逆；党参、炙甘草扶助正气，抵抗病邪；生姜、大枣和胃气，生津。桃仁苦、甘，平，活血破瘀；大黄苦、寒，下瘀泻热。芒硝咸、苦，寒，泻热软坚，助大黄下瘀泻热；桂枝辛、甘，温，通行血脉，既助桃仁活血祛瘀，又防芒硝、大黄寒凉凝血之弊

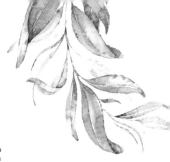

第
十
三
节

月经前后诸证

月经前后诸证	女性每于行经前后或行经期间，周期性反复出现明显不适的全身或局部症状者，如头晕、头痛、发热、身痛、乳房胀痛、泄泻等，称为月经前后诸证，多在月经前 7~14 天和经期出现

一、经行发热

经行发热	每值经期或行经前后，出现以发热为主证者，称为"经行发热"，亦称"经病发热"

01 ## 肝肾阴虚——舌红无苔

主症	经后或经期发热，月经量少、色鲜红、质稠，午后发热、五心烦热、两颧红赤、咽干口燥

舌象分析

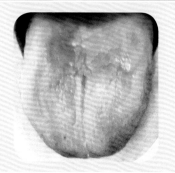

上焦	❶ 头晕——舌尖红，为上焦虚火上炎，精血匮乏。
	❷ 心烦易怒、失眠——舌尖红，为热扰心神，心神不宁。
	❸ 咽干目涩、口干口苦——舌尖红，为热灼津伤。
中焦	❹ 胃胀、反酸、胃灼热（烧心）——舌中凹陷、苔少，为虚火灼伤。
	❺ 干呕——舌中质红，为热灼津伤。
	❻ 胁胀——舌两边红、无苔，为虚火灼伤肝阴。
下焦	❼ 大便干燥——舌根质红，为虚火伤阴，大肠津亏。
	❽ 腰膝酸软，五心烦热，潮热盗汗——舌根质红、无苔，为阴虚火旺、火热内郁所致。
	❾ 月经色红、量少——舌根质红，为热扰胞宫，热迫血妄行所致
治则	滋补肝肾，育阴清热
方药	蒿芩地丹四物汤加减
方歌	**蒿芩地丹四物汤** 蒿芩地丹四物汤，白薇银柴来帮忙； 滋补肝肾清虚热，经行发热急煎尝
处方	青蒿 10g、黄芩 10g、地骨皮 10g、牡丹皮 10g、当归 10g、白芍 10g、川芎 5g、生地黄 15g、白薇 10g、银柴胡 10g。 7 剂，水煎服，每次 300ml，早、晚温服

方解	黄芩、青蒿、地骨皮、牡丹皮清热养阴凉血；银柴胡、白薇退虚热；生地黄、白芍滋阴凉血；当归、川芎养血调经、畅达血脉。全方共奏滋阴清热、凉血调经之效

02　气血虚弱——舌质淡白

主症	经后或经期发热，月经量多、色淡、质稀、热势不扬，动则自汗出，神疲肢软，少气懒言

舌象分析

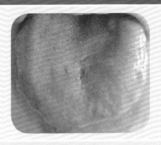

上焦	❶ 头晕、乏力——舌尖左侧凹陷、质胖、色淡，为气血不足，肝升发不足，清窍失养。 ❷ 颈椎不好——舌尖中部凹陷，为营卫不和。 ❸ 乳腺增生——舌尖中部偏右侧凸起，为增生标志。
中焦	❹ 胃胀、纳差——舌中部为脾胃区，质胖，为脾虚气血不足。 ❺ 胁胀满——舌两边为肝胆，质胖，为湿阻肝胆，气机不利。
下焦	❻ 腰膝酸软——舌根胖大，为肾阳不足。 ❼ 双下肢沉重、怕冷——舌根胖大，为肾阳不足，下焦寒湿
治则	补益气血，甘温除热
方药	补中益气汤加减

	补中益气汤
方歌	补中益气芪术陈，升柴参草当归身； 升阳举陷功独擅，气虚发热亦堪斟
处方	黄芪 40g、人参（党参）15g、炒白术 10g、炙甘草 15g、当归 10g、陈皮 6g、升麻 6g、柴胡 12g。 7 剂，水煎服，每次 300ml，早、晚温服
方解	本方重用黄芪，味甘，微温，入脾、肺经，补中益气，升阳固表，为君药。配伍人参、炙甘草、白术补气健脾为臣，与黄芪合用，以增强其补益中气之功。血为气之母，气虚时久，营血亦亏，故用当归养血和营，协人参、黄芪以补气养血；陈皮理气和胃，使诸药补而不滞，共为佐药。并以少量升麻、柴胡升阳举陷，协助君药以升提下陷之中气，《本草纲目》谓："升麻引阳明清气上升，柴胡引少阳清气上行，此乃禀赋虚弱，元气虚馁，及劳役饥饱，生冷内伤，脾胃引经最要药也"，共为佐使。炙甘草调和诸药，亦为使药。诸药合用，使气虚得补，气陷得升则诸症自愈。气虚发热者，亦借甘温益气而除之

03 血瘀——舌质紫暗

主症	经前或经期乍寒乍热，月经量多、色紫黯、质稠夹块，小腹疼痛拒按、块下则痛减

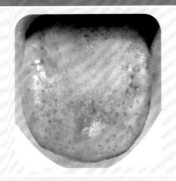

上焦	❶ 头晕、乏力——舌尖胖、质淡暗、略凸起，为经气逆乱，上冲脑窍，另外，气血不足，清窍失养。 ❷ 颈椎不好——舌尖中部凹陷，为营卫不和。 ❸ 慢性咽炎——舌尖中部凹陷，为肺气不足，咽喉不利。 ❹ 乳腺增生——舌尖中部两侧凸起、色暗，为增生标志。
中焦	❺ 胃胀、纳差——舌中部为脾胃区，质胖，为脾虚湿盛。 ❻ 胁胀满——舌两边为肝胆，舌质胖大且暗，为血瘀兼有湿邪阻遏肝胆气机。 ❼ 泄泻——舌中后部舌苔偏厚，为中、下焦湿邪偏盛，脾肾不能运化，水湿夹杂而下。
下焦	❽ 腰膝酸软——舌根胖大，为肾阳不足。 ❾ 双下肢沉重、怕冷——舌根胖大，为肾阳不足，下焦寒湿。 ❿ 月经错后，兼有血块——舌根胖，为肾阳不足，寒邪客于胞宫，冰寒血道，而发为错后；舌质瘀暗，为体内血瘀
治则	化瘀清热
方药	血府逐瘀汤加减
方歌	**血府逐瘀汤** 血府逐瘀生地桃，红花当归草赤芍； 桔梗枳壳柴芎膝，血化下行免作劳

处方	桃仁 12g，红花、当归、生地黄、牛膝各 9g，川芎、桔梗各 5g，赤芍、枳壳、炙甘草各 6g，柴胡 3g。 7 剂，水煎服，每次 300ml，早、晚温服
方解	桃仁破血行滞而润燥，红花活血祛瘀以止痛，共为君药。赤芍、川芎助君药活血祛瘀；牛膝活血通经，祛瘀止痛，引血下行，共为臣药。生地黄、当归养血益阴，清热活血；桔梗、枳壳，一升一降，宽胸行气；柴胡疏肝解郁，升达清阳，与桔梗、枳壳同用，尤善理气行滞，使气行则血行，以上均为佐药。桔梗并能载药上行，兼有使药之用；炙甘草调和诸药，亦为使药

二、经行头痛

经行头痛	每于行经前后，或正值经期，出现以头痛为主要症状，经后辄止者，称为"经行头痛"

01   血虚——舌质淡白

主症	经后或经期头痛，月经量少、色淡、质稀，面色㿠白、神疲肢倦、心悸怔忡、失眠多梦、小腹空坠，面、唇、舌、爪甲淡白

舌象分析

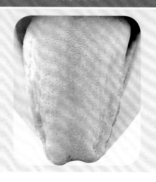

上焦	❶ 头痛、乏力——舌尖凹陷、质胖、色淡，为气血不足，清窍失养。 ❷ 颈椎不好——舌尖中部凹陷，为营卫不和。 ❸ 乳腺增生——舌尖中部偏右侧凸起，为增生标志。
中焦	❹ 胃胀、纳差——舌中部为脾胃区，质胖、色淡，为脾虚湿盛，气血不足。 ❺ 胁胀满——舌两边为肝胆，舌边隆起，质胖，为湿阻肝胆，气机不利。
下焦	❻ 腰膝酸软——舌根胖大，为肾阳不足。 ❼ 双下肢沉重、怕冷——舌根胖大，为肾阳不足，下焦寒湿
治则	益气养血
方药	八珍汤加减
方歌	**八珍汤** 气血双补八珍汤，四君四物合成方； 煎加姜枣调营卫，气血亏虚服之康
处方	党参 10g、炒白术 10g、茯苓 10g、当归 10~30g、川芎 5~10g、白芍 10g、熟地黄 10~15g、炙甘草 10g。 7 剂，水煎服，每次 300ml，早、晚温服
方解	党参与熟地黄相配，益气养血，共为君药。白术、茯苓健脾渗湿，助党参益气补脾，当归、白芍养血和营，助熟地黄滋养心肝，均为臣药。川芎为佐，活血行气，使熟地黄、当归、白芍补而不滞。炙甘草为使，益气和中，调和诸药

肝火——舌边质红

主症	经行头痛或巅顶掣痛，经行量多、色鲜红、质稠，头晕目眩、口苦咽干、烦躁易怒

舌象分析

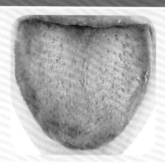

上焦	❶ 头胀痛——舌尖隆起、质红，为气机上逆，扰乱清窍。 ❷ 乳腺增生——舌尖中部两侧凸起，为增生标志。 ❸ 心烦、失眠——舌尖色红，为火热扰心。
中焦	❹ 胃胀、纳差——舌中部为脾胃区，凹陷，苔白略腻，为脾虚湿盛。 ❺ 胁胀满——舌两边为肝胆，舌质红，为湿阻肝胆，气机不利，郁久化热。
下焦	❻ 腰膝酸软——舌根胖大，为肾阳不足。 ❼ 双下肢沉重、怕冷——舌根胖大，为肾阳不足，下焦寒湿
治则	清热平肝息风
方药	羚角钩藤汤加减
方歌	**羚角钩藤汤** 俞氏羚角钩藤汤，桑菊茯神鲜地黄； 贝草竹茹同白芍，肝热生风急煎尝

处方	羚羊角粉 0.3~1.2g（冲）、钩藤 10~15g、桑叶 10g、生甘草 10g、生地黄 10g、竹茹 10g、茯神 10g、白芍 10g、川贝母 10g、菊花 10g。 7 剂，水煎服，每次 300ml，早、晚温服
方解	羚羊角，清泄肝热、息风止痉之效颇佳，钩藤清热平肝、息风止痉。两药相合，凉肝息风，共为君药。桑叶、菊花辛凉疏泄，清热平肝息风，以加强凉肝息风之效，用为臣药。用鲜生地黄、白芍、生甘草三味相配，酸甘化阴，滋阴增液，柔肝舒筋，上述药物与羚羊角、钩藤等清热凉肝息风药并用，标本兼顾，可以加强息风解痉之功；邪热亢盛，每易灼津成痰，故用川贝母、鲜竹茹以清热化痰；热扰心神，又以茯神平肝、宁心安神，以上俱为佐药。生甘草调和诸药，又为使药

03 血瘀——舌质紫暗

主症	经前、经期头痛，月经色紫黯、质稠夹块，小腹疼痛拒按、块下则痛减

舌象分析

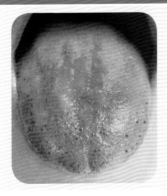

上焦	❶ 头痛、乏力——舌尖胖、质淡暗、略凸起，为气血不足，瘀阻清窍。 ❷ 颈椎不好——舌尖中部凹陷，为营卫不和。 ❸ 慢性咽炎——舌尖中部凹陷，为肺气不足，咽喉不利。 ❹ 乳腺增生——舌尖中部两侧凸起，为增生标志。
中焦	❺ 胃胀、纳差——舌中部为脾胃区，质胖，为脾虚湿盛。 ❻ 胁胀满——舌两边为肝胆，舌胖大且舌质暗，为血瘀兼有湿邪阻遏肝胆气机。
下焦	❼ 腰膝酸软——舌根胖大，为肾阳不足。 ❽ 双下肢沉重、怕冷——舌根胖大，为肾阳不足，下焦寒湿。 ❾ 痛经——舌根胖、质暗，为肾阳不足，寒邪瘀阻胞宫
治则	化瘀通络
方药	通窍活血汤加减
方歌	**通窍活血汤** 通窍全凭好麝香，桃红大枣老葱姜； 川芎黄酒赤白芍，表里通经第一方
处方	麝香（冲）0.15g、赤芍10~15g、川芎10g、桃仁10g、大枣10g、红花10g、老葱10g、生姜10g。 7剂，水煎服，每次300ml，早、晚温服
方解	本方用活血通窍之品治疗劳症，深得此法。方中麝香为君，芳香走窜，通行十二经，开通诸窍，和血通络；桃仁、红花、赤芍、川芎为臣，活血消瘀，推陈致新；生姜、大枣为佐，调和营卫，通利血脉；老葱为使，通阳入络。诸药合用，共奏活血通窍之功

三、经行眩晕

经行眩晕	每值经期或行经前后，出现头晕目眩、视物昏花为主，甚或如坐舟车，并伴有恶心、呕吐等症，称为"经行眩晕"

01 气血虚弱——舌质淡白

主症	经后或经期头晕目眩，月经量少、色淡、质稀，小腹绵绵作痛、神疲肢倦、心悸怔忡

舌象分析

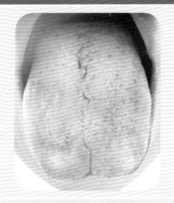

上焦	❶ 头晕、乏力——舌尖凹陷、质胖、色淡，为气血不足，清窍失养。 ❷ 颈椎不好——舌尖中部凹陷，为营卫不和。 ❸ 乳腺增生——舌尖中部偏右侧凸起，为增生标志。
中焦	❹ 胃胀、纳差——舌中部为脾胃区，质胖，有裂纹，为脾虚湿盛。 ❺ 胁胀满——舌两边为肝胆，质胖，为湿阻肝胆，气机不利。

下焦	⑥ 腰膝酸软——舌根胖大，为肾阳不足。 ⑦ 双下肢沉重、怕冷——舌根胖大，为肾阳不足，下焦寒湿
治则	益气养血，调经止晕
方药	补中益气汤加熟地黄
方歌	**补中益气汤** 补中益气芪术陈，升柴参草当归身； 升阳举陷功独擅，气虚发热亦堪斟
处方	黄芪 40g、人参（党参）15g、炒白术 10g、炙甘草 15g、当归 10g、陈皮 6g、升麻 6g、柴胡 12g、熟地黄 20g。 7 剂，水煎服，每次 300ml，早、晚温服
方解	本方重用黄芪，味甘微温，入脾、肺经，补中益气，升阳固表，为君药。配伍人参、炙甘草、白术补气健脾为臣，与黄芪合用，以增强其补益中气之功。血为气之母，气虚时久，营血亦亏，故用当归养血和营，协人参、黄芪以补气养血；陈皮理气和胃，使诸药补而不滞，共为佐药。并以少量升麻、柴胡升阳举陷，协助君药以升提下陷之中气，《本草纲目》谓："升麻引阳明清气上升，柴胡引少阳清气上行，此乃禀赋虚弱，元气虚馁，及劳役饥饱，生冷内伤，脾胃引经最要药也"，共为佐使。炙甘草调和诸药，亦为使药。再加熟地黄滋补肝肾，诸药合用，使气虚得补，气陷得升，则诸症自愈

02 阴虚阳亢——舌红少苔

主症	经前或经期头晕目眩、量少、色鲜红、质稠，口苦咽干、烦躁易怒、腰膝酸软

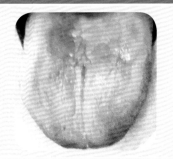

上焦	❶ 头晕——舌尖红，为上焦虚火上炎，精血匮乏。
	❷ 心烦易怒、失眠——舌尖红，为热扰心神，心神不宁。
	❸ 咽干目涩、口干口苦——舌尖红，为热灼津伤。
中焦	❹ 胃胀、反酸、烧心——舌中凹陷、苔少，为虚火灼伤。
	❺ 干呕——舌中质红，为热灼津伤。
	❻ 胁胀——舌两边红、无苔，为阴火旺盛伤及肝络，络脉不和。
下焦	❼ 大便干燥——舌根质红，为虚火伤阴，大肠津亏。
	❽ 腰膝酸软，五心烦热，潮热盗汗——舌根质红、无苔，为阴虚火旺、火热内郁所致。
	❾ 月经色红、量少——舌根质红，为热入胞宫，迫血妄行所致
治则	滋阴潜阳，息风止晕
方药	杞菊地黄丸加钩藤、石决明
方歌	**杞菊地黄丸** 杞菊地黄山萸肉，山药苓泽丹皮伍； 肝肾精血不足证，视物模糊眼干明
处方	枸杞子 15g、菊花 15g、熟地黄 24g、山茱萸 12g、山药 12g、牡丹皮 9g、泽泻 9g、茯苓 15g、钩藤（后下）10g、石决明（先煎）20g。 7 剂，水煎服，每次 300ml，早、晚温服

方解	熟地黄甘补微温，善滋阴养血、益肾填精，为补肝肾、益精血之要药，故重用为君药。酒山茱萸酸甘微温补敛，善补益肝肾；山药甘补涩敛性平，善养阴益气、补脾肺肾，为平补气阴之要药；枸杞子甘润而平，善补肝肾而益精明目；菊花甘苦微寒，善疏风清热，合钩藤、石决明平肝明目。山茱萸、山药、枸杞子、菊花、钩藤、石决明相合，既助君药滋肾养肝，又疏风泻火明目，故共为臣药。牡丹皮辛散、苦泄、微寒，善清热凉血、退虚热，制山茱萸之温涩；茯苓甘补、淡渗、性平，善健脾、渗利水湿，助山药健脾益肾而不留湿；泽泻甘淡、渗利、性寒，善泄相火、渗利湿浊，防熟地黄滋腻生湿。三药相合，既泄肝肾之火，以免肝肾之阴被灼；又健脾渗湿，以免君、臣药之腻滞，故共为佐药

03 痰湿上扰——舌胖苔白

主症	经前或经期头痛、眩晕，月经量少、色淡，胸闷呕恶、头晕心悸、口腻纳呆，带下量多、质稠如痰状，大便不爽

舌象分析

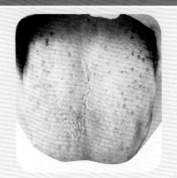

上焦	❶ 头晕、乏力——舌尖胖、质淡，为气血不足，清窍失养。 ❷ 颈椎不好——舌尖中部凹陷，为营卫不和。 ❸ 慢性咽炎——舌尖中部凹陷，为肺气不足，咽喉不利。 ❹ 乳腺增生——舌尖中部两侧凸起，为增生标志。 ❺ 健忘——舌尖胖，为心脾两虚，气血不足，脑髓空虚。
中焦	❻ 胃胀、纳差——舌中部为脾胃区，质胖、苔白，为脾虚湿盛。 ❼ 胁胀满——舌两边为肝胆，舌质胖大，为湿邪阻遏肝胆气机。 ❽ 泄泻——舌中胖大、苔白，为脾虚湿盛，水谷不化，清浊不分，而发为泄泻。
下焦	❾ 腰膝酸软——舌根胖大，为肾阳不足。 ❿ 双下肢沉重、怕冷——舌根胖大，为肾阳不足，下焦寒湿。 ⓫ 白带多——舌根苔白腻，为脾虚生湿、肾虚带脉失约而致湿浊下注
治则	燥湿化痰，息风止晕
方药	半夏白术天麻汤加减

半夏白术天麻汤

方歌	半夏白术天麻汤，苓草橘红大枣姜； 眩晕头痛风痰证，热盛阴亏切莫尝
处方	半夏 9g、天麻 9g、炒白术 10g、茯苓 10g、橘红 6g、炙甘草 6g、生姜 6g、大枣 6g。 7 剂，水煎服，每次 300ml，早、晚温服
方解	半夏燥湿化痰，降逆止呕；天麻平肝息风，而止头眩，两者合用，为治风痰眩晕、头痛之要药。李东垣在《脾胃论》中说："此头痛苦甚，谓之足太阴痰厥头痛，非半夏不能疗；眼黑头眩，风虚内作，非天麻不能除……"故以两味为君药。以白术、茯苓为臣，健脾祛湿，能治生痰之源。佐以橘红理气化痰，脾气顺则痰消。使以炙甘草和中调药；煎加生姜、大枣调和脾胃，生姜兼制半夏之毒

四、经行身痛

经行身痛	每于经行前后或正值经期，出现以身体疼痛为主证者，称为"经行身痛"

01 血虚——舌质淡白

主症	经后或经期身体酸痛或麻木，月经量少、色淡、质稀，神疲肢倦、心悸气短

舌象分析

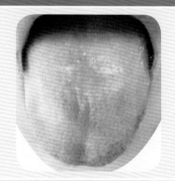

上焦	❶ 头晕、乏力——舌尖凹陷，质胖、色淡，为气血不足，清窍失养。 ❷ 颈椎不好——舌尖中部凹陷，为营卫不和。 ❸ 乳腺增生——舌尖中部偏右侧凸起，为增生标志。
中焦	❹ 胃胀、纳差——舌中部为脾胃区，质胖、色淡，为脾胃气血虚弱，运化无力。 ❺ 胁胀满——舌两边为肝胆，质胖、色淡，为湿阻肝胆，气机不利。
下焦	❻ 腰膝酸软——舌根胖大，为肾阳不足。 ❼ 经行身痛——舌根胖大，为肾阳不足，气血不足
治则	养血益气，柔筋止痛

方药	当归补血汤加减

方歌	当归补血汤 当归补血东垣笺，黄芪一两归两钱； 血虚发热口烦渴，脉大而虚宜此煎

处方	黄芪30g、当归6g。 7剂，水煎服，每次300ml，早、晚温服

方解	本方重用黄芪，其用量五倍于当归，用意有二：一是滋阴补血，固里不及，阳气外亡，故重用黄芪补气而专固肌表；二是有形之血生于无形之气，故用黄芪大补脾肺之气，以资化源，使气旺血生。配以少量当归养血和营，则浮阳秘敛，阳生阴长，气旺血生，虚热自退

02 血瘀——舌质紫暗

主症	经迟，经期腰膝、肢体关节疼痛，月经色紫黯、质稠夹块，小腹疼痛拒按

舌象分析

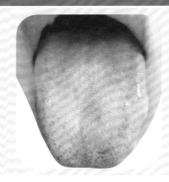

上焦	❶ 头胀痛——舌尖紫暗，为火热炽盛，上扰清窍。 ❷ 慢性咽炎——舌尖色紫暗，为瘀热闭阻咽喉。 ❸ 颈椎病——舌尖紫暗，为颈椎关节气血不利。 ❹ 胸闷、憋气——舌尖色紫暗，心肺区凹陷，为心肺气血运行不畅。
中焦	❺ 胁肋疼痛——舌边隆起、色紫暗，为肝胆气滞血瘀。 ❻ 急躁易怒——舌边紫暗、隆起，为肝胆疏泄不利。 ❼ 胃胀、纳差——舌中部苔黄腻，为脾胃纳运失常，气郁久而化热。
下焦	❽ 排便异常——舌根两侧少苔，多为肾精不足，可出现排便不畅。 ❾ 腰酸、腿沉、腿凉——舌根凹陷，多为肾精不足。 ❿ 经行身痛——舌根暗，为气血运行不畅
治则	活血通络，散寒止痛
方药	趁痛散加减
方歌	**趁痛散** 趁痛归芪术甘草，桂心独活薤白炒； 温中散寒生姜加，牛膝壮腰疗效好
处方	牛膝 15g、当归 10~20g、肉桂 10g、炒白术 10g、黄芪 10~20g、独活 10g、生姜 10g、薤白 10g、炙甘草 10g。 7 剂，水煎服，每次 300ml，早、晚温服，可少佐酒送服
方解	当归养血，营一身之经脉；黄芪补气，运一身之卫阳；白术健脾补气以生血；肉桂温通经脉以散寒；独活通经络；牛膝壮筋脉；炙甘草益胃和中；生姜温胃散邪；薤白温通阳气，以活血脉，酒丸酒下，使脉气流通，寒邪外解，经脉通畅，身痛蠲除

五、经行泄泻

经行泄泻	每值行经前后或经期，大便溏薄，甚或水泄，日解数次，经净自止者，称为"经行泄泻"，也可称为"经行而泻"或"经来泄泻"

经行泄泻的主要发病机制是脾肾阳气不足，运化失司，常由以下两个方面所致。

脾气虚：素体脾虚或忧思劳倦，饮食不节。那么，脾虚泄泻的病机是什么？是由于脾胃受损和脾胃虚弱，导致脾的运化功能失常，运化失职，湿浊内停，下走大肠而出现腹泻的症状。

脾虚泄泻的关键在于脾胃的虚弱和湿邪的困顿，治疗方法是益气健脾、化湿止泻，常用的调理方是参苓白术散，方中包含四君子汤，可以起到很好的补益脾胃的作用，改善脾胃虚弱。同时，方中含有的陈皮、山药、白扁豆和薏苡仁，可以起到很好的化湿止泻作用。

肾阳虚：素秉肾虚或房劳多产，命门火衰，经行之际，气血下注冲任，经血下泄，命火愈衰，不能上温于脾，脾失健运而导致泄泻。

01　脾虚——舌胖质淡

主症	经前或经期泄泻，月经量多、色淡、质稀，脘腹胀满、神疲肢倦、面浮肢肿、带下量多

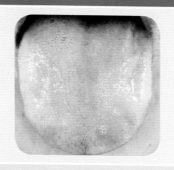

上焦	❶ 头晕、健忘、失眠——舌尖胖大，为气血不能充养清窍。
	❷ 慢性咽炎——舌尖中部凹陷，为肺气不足，咽喉不利。
	❸ 颈椎不好——舌尖中部凹陷，为营卫不和。
中焦	❹ 胃胀——舌中胖大，为脾胃虚弱，运化无力。
	❺ 困重犯懒——舌边胖大，略有齿痕，为湿邪困阻，气机不利。
	❻ 大便不成形——舌中后部凹陷，为胃肠虚弱。
	❼ 胁胀——舌两侧齿痕，为肝血虚、湿邪盛，肝经气机不畅。
下焦	❽ 腰膝酸软、腿沉腿凉——舌根胖大，为肾阳不足，寒湿下注
治则	健脾渗湿，理气调经
方药	参苓白术散加减
方歌	**参苓白术散** 参苓白术扁豆成，山药甘莲砂薏仁； 桔梗上浮兼保肺，枣汤调神益脾神
处方	砂仁（后下）5g、茯苓 10g、党参 10g、薏苡仁 10~30g、大枣 10g、山药 10~30g、桔梗 10g、白扁豆 30g、炒白术 10~30g、莲子 15g、炙甘草 10g。 7 剂，水煎服，每次 300ml，早、晚温服

方解	党参、白术、茯苓益气健脾渗湿为君。配伍山药、莲子助君药以健脾益气，兼能止泻；并用白扁豆、薏苡仁助白术、茯苓以健脾渗湿，均为臣药。更用砂仁醒脾和胃，行气化滞，是为佐药。桔梗宣肺利气，通调水道，又能载药上行，培土生金；炙甘草健脾和中，调和诸药，共为佐使。大枣煎汤调药，亦助补益脾胃之功。综观全方，补中气，渗湿浊，行气滞，使脾气健运，湿邪得去，则诸症自除

02　肾虚——舌根胖大

主症	经前或经期泄泻、晨间尤甚，月经量少、色淡、质稀，头晕耳鸣、腰膝酸软、带下量多

舌象分析

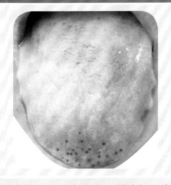

上焦	❶ 心烦、失眠多梦——舌尖胖大，质略红，为心火旺，热扰心神。 ❷ 乳腺增生——舌尖两侧凸起，为增生标志。 ❸ 慢性咽炎——舌尖中部凹陷，为肺气不足，咽喉不利。 ❹ 颈椎不好——舌尖中部凹陷，为营卫不和。

中焦	⑤ 胃胀——舌中胖大，苔白，为脾胃虚弱，运化无力。
	⑥ 困重犯懒——舌边胖大，略有齿痕，为湿邪困阻，气机不利。
	⑦ 情绪抑郁——舌两侧隆起，有齿痕，为肝胆气机不利，多发情绪低落。
	⑧ 大便不成形——舌中后部凸起，为胃肠虚弱。
下焦	⑨ 腰膝酸软、腿沉腿凉——舌根胖大，为肾阳不足，寒凝经脉。
	⑩ 尿频——舌根胖大，为肾阳不足，膀胱失约
治则	温阳补肾，健脾止泻
方药	健固汤合四神丸
方歌	健固汤 健固人参用五钱， 白术一两苓三钱； 薏米三钱巴戟五， 经前泄泻十剂安	四神丸 四神故纸与吴萸， 肉蔻五味四般齐； 大枣生姜共煎合， 五更肾泻最相宜
处方	党参 10g、炒白术 10~30g、茯苓 15g、薏苡仁 10~30g、巴戟天 10g、补骨脂 5~10g、吴茱萸 5g、肉豆蔻 10g、五味子 5~10g、生姜 10g、大枣 10g。 7 剂，水煎服，每次 300ml，早、晚温服
方解	巴戟天、补骨脂温肾助阳；吴茱萸温中和胃；党参、白术、生姜、大枣健脾益气止泻；茯苓、薏苡仁健脾渗湿；肉豆蔻、五味子固涩止泻。全方使肾气温固，脾气健运，湿浊乃化，泄泻遂止

【频繁起夜，是你的肾对你敲响了警钟！】

频繁起夜有几种常见原因。

❀ 晚上喝了太多的水、汤、粥、茶、咖啡等。

❀ 精神紧张、失眠导致的习惯性夜尿。

❀ 高血压、慢性肾炎、肾功能不全等导致肾脏的浓缩功能明显减退。

🐌 老年男性前列腺增生、老年女性子宫脱垂、膀胱颈周围组织松弛、膀胱膨出，都可导致夜尿次数增多。

在中医看来，肾虚常表现为多尿甚至尿失禁，尤其常见于肾脏等脏腑功能减退的中老年人。

要针对病因来应对：饮水过多和精神紧张引起的夜尿增多，可通过生活习惯调整、缓解压力来改善。平时可多吃些补益脾肾、养心宁神的食物，如核桃、韭菜、黑芝麻、淮山药及糯米等。排除上述生理因素后，则应及时到医院就诊，检查肾功能和泌尿生殖系统。

六、经行浮肿

经行浮肿	每逢经行前后，或正值经期，头面四肢浮肿者，称为"经行浮肿"

01 脾肾阳虚——舌质淡白

主症	经前、经期面浮肢肿、量少、色淡、质稀，腰膝酸软、神疲肢倦、食少纳呆、大便溏薄、带下量多

舌象分析

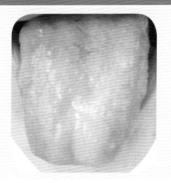

上焦	❶ 头胀、头蒙——舌尖色淡、胖大，为气血不能荣养清窍。 ❷ 慢性咽炎——舌尖中部凹陷，为肺气不足，咽喉不利。 ❸ 颈椎不好——舌尖中部凹陷，为营卫不和。 ❹ 乳腺增生——舌尖中部右侧凸起，为乳腺增生标志。
中焦	❺ 胃胀、纳差——舌中部凹陷，苔白腻，为脾胃虚寒。 ❻ 胁肋胀满——舌两侧胖大、色白、有齿痕，为湿滞肝胆，气机不利。
下焦	❼ 大便溏稀、小便清长——舌根胖大，苔白滑，为肾阳不足，湿滞下焦。 ❽ 腿沉腿凉——舌根胖大，为肾阳不足，寒凝经脉。 ❾ 白带多、水肿——舌根苔白腻，为水湿停于下焦
治则	温肾化气，健脾利水
方药	苓桂术甘汤合金匮肾气丸
方歌	**苓桂术甘汤** 苓桂术甘化饮剂， 温阳化饮又健脾； 饮邪上逆胸胁满， 水饮下行悸眩去 　　**金匮肾气丸** 金匮肾气治肾虚， 熟地淮药及山茱； 丹皮苓泽加附桂， 引火归原热下趋
处方	熟地黄24g、山茱萸12g、山药12g、牡丹皮9g、泽泻9g、茯苓10~30g、桂枝10g、附子（先煎）5~10g、炒白术10~30g、炙甘草10g。 7剂，水煎服，每次300ml，早、晚温服
方解	熟地黄滋补肾阴，山药、山茱萸滋补肝脾，辅助滋补肾中之阴；并以少量桂枝、附子温补肾中之阳，意在微微生长少火以生肾气。方中牡丹皮清泻肝火，茯苓、泽泻利水渗湿，与温补肾阳药相合，补中寓泻，使补而不腻。白术功能健脾燥湿，山药、茯苓、白术相须，为健脾祛湿的常用组合。桂枝、白术同用，也是温阳健脾的常用组合。炙甘草用于本方，其用有三：一可合桂枝以辛甘化阳，以襄助温补中阳之力；二可合白术益气健脾，崇土以利制水；三可调和诸药，功兼佐使之用

气滞血瘀——舌质紫暗

主症	经期面浮、肢肿，月经色黯、有块儿，脘闷胁胀，善叹息

舌象分析

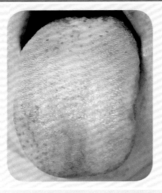

上焦
❶ 颈椎不好——舌尖中部凹陷，为营卫不和。
❷ 慢性咽炎——舌尖中部凹陷，为肺气不足，咽喉不利。
❸ 胸闷、喜太息——舌尖部色暗，为气血运行不畅，心脉不畅。

中焦
❹ 胃胀、反酸——舌中部凹陷，为脾胃虚弱，舌两边质暗，多为肝气乘脾。
❺ 胁胀满痛——舌两边为肝胆，舌胖大、质暗，为肝胆气机不畅，气血运行受阻。

下焦
❻ 腰膝酸软——舌根胖大、凹陷，为肾阳不足。
❼ 双下肢沉重、水肿——舌根胖大，为肾阳不足，水湿停聚

治则	理气行滞，养血调经
方药	八物汤加泽泻、益母草

	八物汤
方歌	八物汤中有四物，延胡川楝槟榔木； 养血调经行气滞，活血止痛消肿能

处方	当归 10g、熟地黄 10~20g、白芍 10g、川芎 5g、延胡索 10g、川楝子 9g、槟榔 10g、木香 10g、泽泻 10g、益母草 10g。 7 剂，水煎服，每次 300ml，早、晚温服
方解	八物汤为四物汤的延伸，方中四物汤养血调经，延胡索、川楝子、槟榔、木香活血行气、利水止痛，再入泽泻、益母草，加强利水消肿之功效。诸药合用，能活血行气、消肿止痛

七、经行乳房胀痛

经行乳房胀痛	每于行经前后，或正值经期，出现乳房作胀疼痛，或乳头胀痒疼痛，甚则不能触衣者，称为"经行乳房胀痛"

01 肝气郁结——边薄中厚

主症	经行或经后乳房胀痛，乳房按之柔软，经量少、色淡，目干、咽干口燥，五心烦热

舌象分析

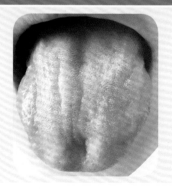

上焦	❶ 头晕、乏力——舌尖胖、质淡，为气血不足，清窍失养。
	❷ 颈椎不好——舌尖中部凹陷，为营卫不和。
	❸ 慢性咽炎——舌尖中部凹陷，为肺气不足，咽喉不利。
	❹ 乳腺增生——舌尖中部两侧凸起，为增生标志。
中焦	❺ 胃胀、纳差——舌中部为脾胃区，质胖，为脾虚湿盛。
	❻ 胁胀满——舌两边为肝胆，舌质胖大，有齿痕，为湿阻肝胆，气机不利。
下焦	❼ 腰膝酸软——舌根胖大，为肾阳不足。
	❽ 双下肢沉重、怕冷——舌根胖大，为肾阳不足，下焦寒湿
治则	疏肝理气，和胃通络
方药	逍遥散加青皮、鸡内金

逍遥散

方歌	逍遥散用当归芍，柴苓术草加姜薄；散郁除蒸功最奇，调经八味丹栀着
处方	醋柴胡 10g、当归 10g、白芍 10g、茯苓 20g、炒白术 20g、炙甘草 5g、薄荷（后下）3g、青皮 10g、鸡内金 15g、生姜 3 片。7 剂，水煎服，每次 300ml，早、晚温服
方解	柴胡疏肝解郁，使肝气得以调达，为君药。当归甘辛苦温，养血和血；白芍酸苦微寒，养血敛阴，柔肝缓急，为臣药。白术、茯苓健脾祛湿，使运化有权，气血有源，炙甘草益气补中，缓肝之急，为佐药。用法中加入薄荷少许，疏散郁遏之气，透达肝经郁热；生姜温胃和中，为使药；加青皮破气消滞，鸡内金消食化积，使气机升降得行

02 肝肾亏虚——舌根胖大

主症	经前、经期乳房胀痛或乳头痒痛，甚则不可触衣，月经量少、色淡、质稠，两目干涩，咽干口燥，五心烦热

舌象分析

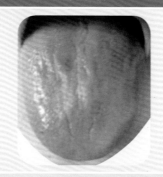

上焦	❶ 心烦、失眠多梦——舌尖胖大，质略红，为心火旺，热扰心神。 ❷ 乳腺增生——舌尖两侧凸起，为增生标志。 ❸ 慢性咽炎——舌尖中部凹陷，为肺气不足，咽喉不利。 ❹ 颈椎不好——舌尖中部凹陷，为营卫不和。
中焦	❺ 胃胀——舌中凹陷，略有白苔，为脾胃虚弱，运化无力。
下焦	❻ 腰膝酸软、腿沉腿凉——舌根胖大，为肾阳不足，寒凝经脉
治则	滋肾养肝，和胃通络
方药	一贯煎加减
方歌	**一贯煎** 一贯煎中生地黄，沙参归杞麦冬藏； 少佐川楝泄肝气，阴虚胁痛此方良
处方	北沙参 10~30g、麦冬 15~30g、当归 10~15g、生地黄 10g、枸杞子 15g、川楝子 9g。 7 剂，水煎服，每次 300ml，早、晚温服

| 方解 | 本方重用生地黄，滋阴养血、补益肝肾为君药，内寓滋水涵木之意。当归、枸杞子养血滋阴柔肝；北沙参、麦冬滋养肺胃，养阴生津，意在佐金平木，扶土制木，四药共为臣药。佐以少量川楝子，疏肝泄热，理气止痛，复其条达之性。该药性虽苦寒，但与大量甘寒滋阴养血药相配伍，则无苦燥伤阴之弊。诸药合用，使肝体得养，肝气得舒，则诸症可解 |

八、经行吐衄

| 经行吐衄 | 经前一至二天或正值经期，或偶见于经后，周期性的口、鼻出血现象，数日后症状消失，常伴经量减少，似月经倒行逆上，又称"倒经""逆经"，以青春期少女多见，亦可见于育龄期女性 |

01 肝经郁火——舌边质红

| 主症 | 经量少或不行，经前或经期吐血、衄血，量较多、色深红、质稠，头晕目眩、口苦咽干、烦躁易怒、胸胁胀痛、大便秘结、小便短赤 |

舌象分析

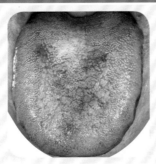

上焦	❶ 头胀、头痛——舌尖红暗，为心火旺盛，瘀阻清窍。
	❷ 颈椎不好——舌尖中部凹陷，为营卫不和。
中焦	❸ 胃胀——舌中质暗，为瘀血阻滞胃络。
	❹ 胁胀、胁痛——舌边胖，质略暗，为瘀滞肝经，肝经气机不畅。
下焦	❺ 腰膝酸软——舌根胖大，为肾阳不足
治则	清肝调经
方药	清肝引经汤加减
方歌	**清肝引经汤** 清肝引经归芍地，丹皮栀芩川楝膝； 茜草茅根甘草济，经来吐衄效验奇
处方	当归 10g、白芍 10g、生地黄 10~20g、牡丹皮 10~15g、栀子 5~10g、黄芩 10g、川楝子 5~10g、牛膝 10~15g、茜草 10g、白茅根 15~30g、生甘草 10g。 7 剂，水煎服，每次 300ml，早、晚温服
方解	当归、白芍养血柔肝，调经止痛，生地黄、牡丹皮清热凉血以平息妄行之血，黄芩、栀子清热泻火以降泄上冲之火，茜草、白茅根凉血止血，与生地黄、牡丹皮合用，有标本兼顾之意，川楝子清肝疏肝，牛膝引血下行，平抑冲气，使气血不至上冲，甘草调和诸药。诸药合用，共达清热疏肝、引血下行、调经止血之效

02 肺肾阴虚——舌红少苔

| 主症 | 月经先期或量少，经后或经期吐血、衄血，量少、色鲜红、质稠、盗汗、咳嗽、咯血、两颧红赤、五心烦热、口干咽燥、失眠多梦、腰膝酸软 |

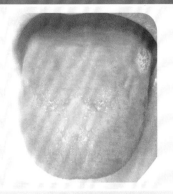

上焦	❶ 头胀——舌尖胖、质红、有裂纹，为火气上冲于头。 ❷ 口干、咽干——舌尖裂纹、无苔，为热盛灼伤津液，燥热严重。 ❸ 失眠——舌尖红，为热扰心神，心神不宁。
中焦	❹ 眼睛干涩——舌两边红，为肝胆火盛。 ❺ 胃脘烧灼感——舌中红，为胃火内炽，灼伤血络。
下焦	❻ 腰膝酸软——舌根胖大、质红，为湿热下注。 ❼ 下肢沉重、湿冷，多潮汗——舌根质红、胖大，为下焦湿热，热迫汗出则多汗，汗多散热则又出现湿冷，为寒热错杂、忽冷忽热交织出现
治则	滋阴养肺
方药	顺经汤加减

	顺经汤
方歌	顺经四物去川芎，芥穗丹皮沙茯苓； 或加茜草怀牛膝，顺气降逆不倒经
处方	当归 10g、熟地黄 10g、白芍 10g、牡丹皮 10g、茯苓 10g、沙参 10g、荆芥穗 10g、茜草 10g、怀牛膝 20g。 7 剂，水煎服，每次 300ml，早、晚温服

| 方解 | 此方依四物汤加减化裁，当归补血养血调经，白芍养血柔肝，调经止痛，熟地黄大补真阴。荆芥穗祛风养血止血，牡丹皮凉血止血，沙参入肺清虚火，补气阴，茜草凉血止血，以上四味止上焦出血，再入怀牛膝补肝肾，引火、引血下行，使得冲气不上逆。茯苓淡渗脾湿。诸药合用，使补而不腻，滋阴清火 |

九、经行情志异常

| 经行情志异常 | 每于经行前后，或正值经期，出现烦躁易怒，悲伤啼哭，或情志抑郁，喃喃自语，或彻夜不眠，甚或狂躁不安，经后复如常人者，称为"经行情志异常" |

01 肝气郁结——边薄中厚

| 主症 | 经前或经期烦躁易怒，月经先期、量多、色深红，情绪不宁、不思饮食、彻夜不眠，胸胁、乳房、小腹胀痛 |

舌象分析

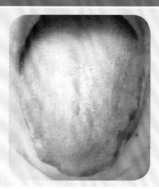

上焦	❶ 头晕——舌尖胖大，为气血亏虚，清窍失养。
	❷ 乳腺增生——舌尖中部两侧凸起，为增生标志。
中焦	❸ 胃胀、纳差——舌中部为脾胃区，质胖，为脾虚湿盛。
	❹ 胁胀满、情绪波动较大——舌两边为肝胆，舌质胖大，有齿痕，与脾胃区泾渭分明，为情绪波动较大，湿阻肝胆，气机不利。
下焦	❺ 腰膝酸软——舌根胖大，为肾阳不足。
	❻ 双下肢沉重、怕冷——舌根胖大，为肾阳不足，下焦寒湿
治则	疏肝解郁，养血调经
方药	逍遥散加减
方歌	**逍遥散**
	逍遥散用当归芍，柴苓术草加姜薄；
	散郁除蒸功最奇，调经八味丹栀着
处方	醋柴胡 10g、当归 10g、白芍 10g、茯苓 10g、炒白术 10、炙甘草 5g、薄荷（后下）3g、生姜 5 片。
	7 剂，水煎服，每次 300ml，早、晚温服
方解	柴胡疏肝解郁，使肝气得以条达，为君药。当归甘、辛、苦，温，养血和血；白芍酸、苦，微寒，养血敛阴，柔肝缓急，为臣药。白术、茯苓健脾祛湿，使运化有权，气血有源，炙甘草益气补中，缓肝之急，为佐药。用法中加入薄荷少许，疏散郁遏之气，透达肝经郁热；生姜温胃和中，为使药

02　痰火上扰——舌红苔黄

| 主症 | 经前、经期精神狂躁，语无伦次、头痛失眠、胸闷、不思饮食 |

舌象分析

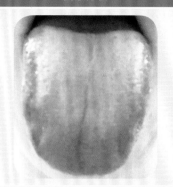

上焦	❶ 头晕、头胀——舌尖色红，为湿热内蕴，扰乱清窍。
	❷ 颈椎不好——舌尖中部凹陷，为营卫不和。
	❸ 慢性咽炎——舌尖中部凹陷，为肺气不足，咽喉不利。
中焦	❹ 胃胀、纳差——舌中部为脾胃区，质胖，为脾虚湿热内盛。
	❺ 胁胀满，情绪时好时坏——舌两边为肝胆，舌质红，有齿痕，与脾胃区泾渭分明，为湿热阻滞肝胆，气机不利，多情绪波动较大。
下焦	❻ 腰膝酸软——舌根胖大，苔黄腻，为肾阳不足，日久化热。
	❼ 双下肢沉重、怕冷——舌根胖大，为肾阳不足，下焦寒湿
治则	清热化痰，宁心安神
方药	生铁落饮加黄连、郁金
方歌	**生铁落饮** 生铁落饮橘贝母，胆星远志石菖蒲； 连翘天麦玄丹参，朱砂二茯钩藤伍
处方	天冬、麦冬、贝母各 15g，胆南星、橘红、远志、石菖蒲、连翘、黄连、郁金、茯苓、茯神各 10g，玄参、钩藤、丹参各 12g，朱砂（冲）0.9g、生铁落（先煎）30g。 7 剂，水煎服，每次 300ml，早、晚温服

| 方解 | 癫狂躁扰，无有宁时，多由痰火扰乱心神致病，故其治以清心涤痰为务。贝母、胆南星、连翘、黄连、郁金、茯苓、茯神、远志、橘红清心涤痰，安神定志；丹参、玄参、天冬、麦冬养心血、滋心液，壮水以济火也；钩藤、朱砂、生铁落，一以平肝息风，一以重镇宁神；石菖蒲开心孔而通九窍，复其神明之用焉 |

十、经行口糜

| 经行口糜 | 每值经期或行经前后，出现口舌糜烂，如期反复发作，经后渐愈者，称"经行口糜"。本病以青、中年女性多见 |

01 阴虚火旺——舌红无苔

| 主症 | 经前、经期口舌生疮、糜烂疼痛，月经先期、量少、色鲜红、质稠，两颧红赤、五心烦热、口干咽燥、失眠多梦 |

舌象分析

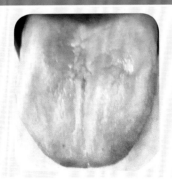

上焦	❶ 心烦或经常口舌生疮——舌尖红、无苔，为热扰心神、热灼津伤。 ❷ 失眠——舌尖红，为热扰心神，心神不宁。 ❸ 咽干——舌尖红，为虚火灼津。
中焦	❹ 胃胀、胃灼热（烧心）——舌中质红，为虚火灼胃络。 ❺ 干呕——舌中质红，为热灼津伤。 ❻ 胁胀——舌两边红，为阴火旺盛伤及肝络，络脉不和。
下焦	❼ 大便干燥——舌根质红，为虚火伤阴，大肠津亏。 ❽ 腰膝酸软，五心烦热，潮热盗汗——舌根质红，为阴虚火旺、火热内郁所致。 ❾ 经期提前、色红、量少——舌根质红，为热入胞宫，热迫血妄行所致
治则	滋阴降火
方药	知柏地黄丸加减
方歌	<div align="center">知柏地黄丸</div>六味地黄益肾肝，山药丹泽萸苓掺； 更加知柏成八味，阴虚火旺可煎餐
处方	熟地黄 24g、山茱萸 12g、山药 12g、牡丹皮 9g、泽泻 9g、茯苓 15g、知母 10g、黄柏 10g。 7 剂，水煎服，每次 300ml，早、晚温服
方解	本方重用熟地黄滋阴补肾、益精填髓，为君药；山茱萸滋肾益肝，山药滋肾补脾，助熟地黄滋补肾阴，知母清虚热、滋肾阴，黄柏清肾中伏火、坚肾阴，助熟地黄以滋阴降火，四药共为臣药；茯苓渗脾湿，泽泻泄肾降浊，牡丹皮清热凉血，三药合用，使补中有泻，补而不腻，共为佐药

胃热熏蒸——舌红苔黄

主症	经前、经期口舌生疮、糜烂疼痛，口臭、便干、溲赤、心烦口渴、喜冷饮

舌象分析

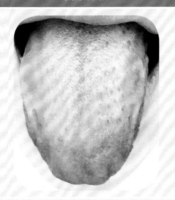

上焦	❶ 头胀——舌尖红，为心火旺盛，热扰清窍。 ❷ 咽干——舌尖红，为热灼津伤。 ❸ 心烦易怒、失眠——舌尖红，为热扰心神。
中焦	❹ 胃胀、反酸——舌中质红，略胖大，为脾胃湿热。 ❺ 急躁易怒——舌两边红，为肝胆火盛。
下焦	❻ 腰膝酸软——舌根胖，为肾阳不足。 ❼ 白带多、外阴瘙痒——舌根胖大、质红，兼有白苔，为下焦湿热
治则	清胃泄热
方药	凉膈散加减
方歌	凉膈散 凉膈硝黄栀子翘，黄芩炙草薄荷饶； 竹叶蜜煎疗膈热，中焦燥实服之消

处方	芒硝（冲服）10g、大黄（后下）5g、栀子 10g、连翘 10~15g、黄芩 10g、炙甘草 5g、薄荷 5g、竹叶 10g。 7 剂，水煎服，每次 300ml，早、晚温服
方解	连翘轻清透散，长于清热解毒，清透上焦之热，故为君药。黄芩清透上焦、胸膈之热；栀子清利三焦之热，通利小便，引火下行；大黄、芒硝泻下通便，故为臣药。薄荷清利头目、利咽；竹叶清上焦之热，故为佐药

十一、经行风疹块

经行风疹块	每于月经前后或经期出现皮肤发红疹或起风团块，瘙痒不堪，经后逐渐消退者，称"经行风疹块"，又称"经行瘾疹"

01 血虚——舌质淡白

主症	经期风疹团块瘙痒，入夜尤甚，量少、色淡、质稀，头晕眼花、失眠怔忡、皮肤干燥、面色无华

舌象分析

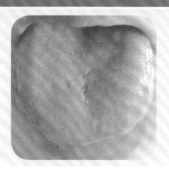

上焦	❶ 头晕、乏力——舌尖凹陷，质胖、色淡，为气血不足，清窍失养。 ❷ 颈椎不好——舌尖中部凹陷，为营卫不和。 ❸ 乳腺增生——舌尖中部偏右侧凸起，为增生标志。 ❹ 胸闷、气短——舌尖右侧隆起，为肺气不降。
中焦	❺ 胃胀、纳差——舌中部为脾胃区，质胖，为脾虚湿盛。 ❻ 肋胀满——舌两边为肝胆，质胖，为湿阻肝胆，气机不利。
下焦	❼ 腰膝酸软——舌根胖大，为肾阳不足。 ❽ 双下肢沉重、怕冷——舌根胖大，为肾阳不足，下焦寒湿
	舌质胖大，为脾肾阳虚，气血不足，致皮肤失养
治则	养血祛风
方药	当归饮子加减
方歌	**当归饮子** 当归饮子用四物，首乌防芥兼祛风； 疏肝泄风用白蒺，芪草扶正益气凶
处方	当归 10g、生地黄 12g、白芍 10g、川芎 5g、何首乌 10~15g、荆芥 10g、防风 10g、白蒺藜 10g、黄芪 10g、炙甘草 10g。 7 剂，水煎服，每次 300ml，早、晚温服
方解	荆芥、防风、白蒺藜祛风，荆芥偏于疏散，防风偏于润散，白蒺藜偏于止痒；生地黄、当归、白芍、何首乌补血，生地黄偏于凉血，当归偏于活血，白芍偏于敛阴，何首乌偏于养阴；川芎理血行气；炙甘草、黄芪益气，炙甘草偏于和中，黄芪偏于固表；方药相互为用，以养血活血、祛风止痒为主

风热——舌尖浅红

主症	经期风疹团块，疹色欣红，瘙痒异常，遇风、遇热尤甚，口干喜冷饮、便干、溲赤

舌象分析

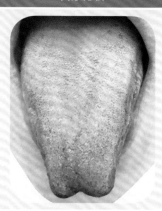

上焦	❶ 心烦、失眠多梦——舌尖红，为火热内盛，上扰心神。 ❷ 乳腺增生——舌尖两侧凸起，为增生标志。 ❸ 慢性咽炎——舌尖中部凹陷，为肺气不足，咽喉不利。 ❹ 颈椎不好——舌尖中部凹陷，为营卫不和。
中焦	❺ 胃胀、嗳气——舌中凹陷，略有白苔，为脾胃虚弱，运化无力。 ❻ 情绪急躁——舌边隆起、有齿痕、色紫暗，为肝胆气机不利。
下焦	❼ 腰膝酸软——舌根胖大、质淡，为肾阳不足。 ❽ 腿沉腿凉——舌根胖大，为寒凝经脉，肾阳不足
治则	疏风清热
方药	消风散加减
方歌	**消风散** 消风散中用荆防，蝉蜕胡麻苦参苍； 膏知蒡通归地草，风疹湿疹服之康

处方	当归 10g、生地黄 10g、防风 10g、蝉蜕 10g、知母 10g、苦参 10g、胡麻仁 10g、荆芥 10g、苍术 10g、牛蒡子 10g、石膏（先煎）10~30g、炙甘草 10g、木通 10g。 7 剂，水煎服，每次 300ml，早、晚温服
方解	痒自风而来，止痒必先疏风，故以荆芥、防风、牛蒡子、蝉蜕之辛散透达，疏风散邪，使风去则痒止，共为君药。配伍苍术祛风燥湿，苦参清热燥湿，木通渗利湿热，是为湿邪而设；石膏、知母清热泻火，是为热邪而用，以上俱为臣药。然风热内郁，易耗伤阴血；湿热浸淫，易瘀阻血脉，故以当归、生地黄、胡麻仁养血活血，并寓"治风先治血，血行风自灭"之意为佐。炙甘草清热解毒，和中调药，为佐使

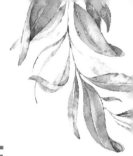

绝经前后诸证

绝经前后诸证	女性在绝经前后，伴随月经紊乱或绝经出现如烘热汗出、烦躁易怒、阵发性潮热面红、眩晕耳鸣、心悸失眠、腰背酸楚、面浮肢肿、皮肤感觉异常（蚁行感）、情志抑郁、健忘等症状，称为"绝经前后诸证"，亦称"经断前后诸证"

01 肾阴虚——舌红无苔

主症	月经紊乱、先期、量少、色鲜红，烘热汗出、头晕耳鸣、五心烦热、口干咽燥、失眠多梦、腰膝酸软、皮肤瘙痒

舌象分析

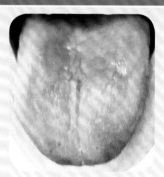

上焦	❶ 心烦——舌尖红，为热扰心神。
	❷ 失眠——舌尖红，为热扰心神，心神不宁。
	❸ 咽干——舌尖质红，为热灼津伤。
中焦	❹ 胃胀、胃灼热（烧心）——舌中质红，为虚火灼伤胃络。
	❺ 干呕——舌中质红，为热灼津伤。
	❻ 胁胀——舌两边红，为阴火旺盛伤及肝络，络脉不和。
下焦	❼ 大便干燥——舌根质红，为虚火伤阴，大肠津亏。
	❽ 腰膝酸软，五心烦热，潮热盗汗——舌根质红，为阴虚火旺、火热内郁所致。
	❾ 经量少、色红——舌根质红，为热入胞宫，热迫血妄行所致
治则	滋养育阴，佐以潜阳
方药	左归丸合二至丸加何首乌
方歌	左归丸 左归丸内山药地， 萸肉枸杞与牛膝； 菟丝龟鹿二胶合， 壮水之主第一方 二至丸 二至女贞与旱莲， 或加桑椹和成丸； 肝肾阴虚得培补， 消除眩晕与失眠
处方	熟地黄 20g、山药 20g、枸杞子 10g、山茱萸 10g、川牛膝 10g、菟丝子 20g、鹿角胶（烊化）10g、龟甲胶（烊化）10g、何首乌 10g、女贞子 15g、墨旱莲 15g。 7 剂，水煎服，每次 300ml，早、晚温服
方解	本方重用熟地黄滋肾益精；枸杞子补肾益精、养肝明目；龟鹿二胶，为血肉有情之品，峻补精髓，其中龟甲胶偏于补阴，鹿角胶偏于补阳，在补阴之中配伍补阳药，意在"阳中求阴"；菟丝子性平补肾。佐山茱萸、女贞子、墨旱莲养肝滋肾，山药补脾益阴、滋肾固精，何首乌、牛膝共益肝肾、强腰膝，既补肾，又兼补肝脾

02 肾阳虚——舌淡根胖

主症	月经不调，月经先期或后期，量少、色淡、质稀，头晕耳鸣、腰膝酸软、大便溏薄、小便清长

舌象分析

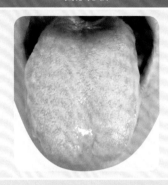

上焦	❶ 头晕、健忘——舌尖胖大，为气血不足，清窍失养。 ❷ 慢性咽炎——舌尖中部胖大、凹陷，为肺气虚弱，痰湿阻滞。
中焦	❸ 胃胀纳差——舌中胖大、质淡，为脾胃虚弱，水湿停聚，运化无力。 ❹ 胁胀——舌边胖大、质淡，为肝寒凝聚，络脉不通。
下焦	❺ 腰膝酸软——舌根胖大，为肾阳不足，精血亏虚。 ❻ 月经量少或痛经——舌根胖大，为肾阳不足，气血亏虚，胞宫失养。
治则	温肾扶阳
方药	右归丸加减
方歌	**右归丸** 右归丸中地附桂，山药萸肉菟丝归； 杜仲鹿角枸杞子，益火之源此方魁

处方	熟地黄 10~20g、炮附子（烊化）8~15g、肉桂 5~10g、山药 10~15g、山茱萸 10g、菟丝子 10g、鹿角胶（烊化）10g、枸杞子 10~15g、当归 10~15g、盐杜仲 10g。 7 剂，水煎服，每次 300ml，早、晚温服
方解	方中以附子、肉桂、鹿角胶为君药，温补肾阳，填精补髓。臣以熟地黄、枸杞子、山茱萸、山药滋阴益肾，养肝补脾。佐以菟丝子补阳益阴，固精缩尿；杜仲补益肝肾，强筋壮骨；当归养血和血，助鹿角胶以补养精血。诸药配合，共奏温补肾阳、填精止遗之功

03　肾阴阳俱虚——舌根剥脱

主症	月经紊乱、月经先期或后期、量多或少，乍寒乍热，烘热汗出，头晕耳鸣，健忘，腰背冷痛

舌象分析

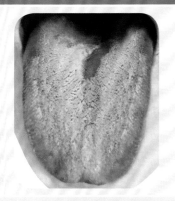

上焦	❶ 头晕——舌尖胖大，为气血不足，清窍失养。 ❷ 咽炎——舌尖中部凸起，胖大，为肺气不足，咽喉不利。

中焦	❸ 胃胀——舌中凹陷、胖大，为脾胃虚弱，运化无力。 ❹ 两肋胀满、烘热汗出——舌两边红，为肝火旺盛，络脉不和，热迫汗出。
下焦	❺ 腰膝酸软——舌根胖大，又有剥脱苔，为肾阴阳俱虚。 ❻ 月经后期——舌根胖大为阳虚，苔有剥脱、质红为阴亏，属于阴阳俱虚，肾精不足
治则	阴阳双补
方药	二仙汤合二至丸加菟丝子、何首乌、龙骨、牡蛎
方歌	二仙汤 二仙汤将瘰疬医， 仙茅巴戟仙灵脾； 方中知柏当归合， 调补冲任贵合机	二至丸 二至女贞与旱莲， 或加桑椹和成丸； 肝肾阴虚得培补， 消除眩晕与失眠
处方	仙茅 10~15g、淫羊藿（仙灵脾）10~30g、当归 10~20g、巴戟天 10g、黄柏 10g、知母 10g、女贞子 20g、墨旱莲 20g、菟丝子 20g、何首乌 10g、龙骨（先煎）20g、牡蛎（先煎）20g。 7 剂，水煎服，每次 300ml，早、晚温服
方解	仙茅、淫羊藿（仙灵脾）温肾阳，补肾精，辛温助命门而调冲任，共为君药。巴戟天温肾助阳而强筋骨，性柔不燥，以助二仙温养之力，又加菟丝子增强补肾助阳之功；当归养血柔肝而充血海，合何首乌以助二仙调补冲任之功，共为臣药。知母、黄柏滋肾阴而泻虚火，加龙骨、牡蛎镇静除烦，既可治疗肾阴不足所致之虚火上炎，又可缓解仙茅、淫羊藿（仙灵脾）的辛热猛烈，故用以为佐使药；女贞子、墨旱莲，滋补肝肾，全方药味，寒热并用，精血兼顾，温补肾阳又不失于燥烈，滋肾柔肝而不寒凉滋腻，共奏温补肾阳、滋阴降火、调理冲任、平其失衡的作用

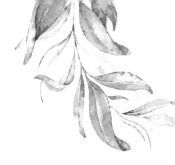

经断复来

| 经断复来 | 绝经期女性月经停止 1 年或 1 年以上，又再次出现子宫出血，称为经断复来，亦称为"年老经水复行"或"妇人经断复来" |

01 肝郁脾虚——边薄中厚

| 主症 | 经断两年以上又复来、量多、色淡、质稀，气短懒言、神疲肢倦、食少腹胀、胁肋胀满 |

舌象分析

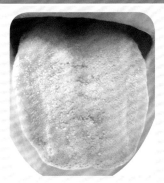

上焦	❶ 头晕、气短懒言——舌尖胖大，为脑、心、肺气血不足，清窍失养。 ❷ 乳腺增生——舌尖中部两侧凸起，为增生标志。 ❸ 慢性咽炎——舌尖中部凹陷，为肺气不足，咽喉不利。 ❹ 颈椎不好——舌尖中部凹陷，为营卫不和。
中焦	❺ 胃胀、纳差——舌中部为脾胃区，质胖，为脾虚湿盛。 ❻ 胁胀满，情绪波动较大——舌两边为肝胆，舌质胖大，有齿痕，与脾胃区泾渭分明为湿阻肝胆，气机不利，多情绪波动较大。
下焦	❼ 腰膝酸软——舌根胖大，为肾阳不足。 ❽ 双下肢沉重、怕冷——舌根胖大，为肾阳不足，下焦寒湿。 ❾ 月经经断复来、色淡——舌根胖大，为气血不足，寒凝经脉
治则	健脾调肝，安冲止血
方药	安老汤加减
方歌	<center>安老汤</center> <center>年老行经安老汤，参芪地术胶萸当；</center> <center>芥穗香附草耳炭，肝脾得和血崩康</center>
处方	党参 10g、生黄芪 10g、熟地黄 15g、炒白术 10g、当归 10g、山茱萸 10g、阿胶（烊化）10g、黑荆芥穗 10g、炙甘草 10g、香附 10g、木耳炭 10g。 7 剂，水煎服，每次 300ml，早、晚温服
方解	本方重用党参、黄芪、熟地黄，补气添精以摄血；辅以白术、当归、山茱萸、阿胶养血健脾，使血有统藏之舍；荆芥穗炭、木耳炭，皆止血归经之妙品；香附疏肝解郁；炙甘草助党参、白术补脾益气。共奏大补肝、脾、肾之血，解郁止血之功

02 肾阴虚——舌红无苔

主症	经断两年以上又复来、量少、色鲜红，头晕耳鸣、潮热盗汗、口干咽燥、腰膝酸软

舌象分析

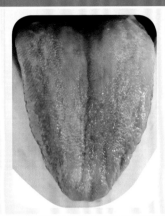

上焦	❶ 心烦——舌尖红，为热扰心神。 ❷ 失眠——舌尖红，为热扰心神，心神不宁。 ❸ 咽干、目涩——舌尖质红，为热灼津伤。
中焦	❹ 胃胀、反酸、胃灼热（烧心）——舌中凹陷、苔少，为虚火灼伤胃络。 ❺ 干呕——舌中质红，为热灼津伤。 ❻ 两胁胀满——舌两边红，为阴火旺盛伤及肝络，络脉不和。
下焦	❼ 大便干燥——舌根质红，为虚火伤阴，大肠津亏。 ❽ 腰膝酸软，五心烦热，潮热盗汗——舌根质红，为阴虚火旺、火热内郁所致。 ❾ 经断复来、色红、量少——舌根质红，为热入胞宫，迫血妄行所致
治则	滋阴清热，安冲止血

方药	知柏地黄丸加减

方歌	知柏地黄丸 六味地黄益肾肝，山药丹泽萸苓掺； 更加知柏成八味，阴虚火旺可煎餐

处方	熟地黄 24g、山茱萸 12g、山药 12g、牡丹皮 9g、泽泻 9g、茯苓 15g、知母 10g、黄柏 10g。 7 剂，水煎服，每次 300ml，早、晚温服

方解	本方重用熟地黄滋阴补肾、益精填髓，为君药；山茱萸滋肾益肝，山药滋肾补脾，助熟地黄滋补肾阴，知母清虚热、滋肾阴，黄柏清肾中伏火、坚肾阴，助熟地黄以滋阴降火，四药共为臣药；茯苓渗脾湿，泽泻泄肾降浊，牡丹皮清热凉血，三药合用，使补中有泻，补而不腻，共为佐药

03 湿热下注——舌胖苔腻

主症	经断两年以上又复来，量多、色红或紫红、质稠，带下量多、色黄，心烦口渴、喜冷饮、口苦咽干、大便不爽、小便短赤

舌象分析

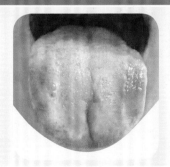

上焦	① 头胀——舌尖红，为心火旺盛，热扰清窍。 ② 颈椎不好——舌尖中部凹陷，为营卫不和。 ③ 咽干——舌尖红，为热灼津伤。 ④ 失眠——舌尖红，为热扰心神。
中焦	⑤ 胃胀、反酸——舌中略胖大，为脾胃湿浊。 ⑥ 急躁易怒——舌两边隆起、色红，为肝胆火盛。
下焦	⑦ 腰膝酸软——舌根胖，为肾阳不足。 ⑧ 白带多、外阴瘙痒——舌根胖大，舌两侧质红，兼有白苔，为肝胆湿热，下注下焦
治则	清热利湿，止血凉血
方药	易黄汤加黄芩、茯苓、泽泻、侧柏叶、大蓟、小蓟
方歌	**易黄汤** 妇人黄带易黄汤，山药芡实各一两； 黄柏二两车前一，百果十枚服之良
处方	山药 15g、芡实 10g、黄柏 10g、车前子 15g、白果 10g、黄芩 10g、茯苓 20g、泽泻 10g、侧柏叶 10g、大蓟 10g、小蓟 10g。 7 剂，水煎服，每次 300ml，早、晚温服
方解	本方重用山药、芡实补脾益肾，固涩止带，《本草求真》曰："山药之补，本有过于芡实，而芡实之涩，更有胜于山药"，故共为君药。白果收涩止带，兼除湿热，为臣药。用少量黄柏、黄芩苦寒清热燥湿；车前子、泽泻、茯苓利湿，均为佐药；大蓟、小蓟、侧柏叶清热凉血，祛瘀消肿

04 湿毒瘀结——舌胖质暗

主症	经断两年以上又复来、量少、淋漓不断，夹有杂色带下、恶臭，小腹疼痛拒按，低热起伏，神疲、形体消瘦

舌象分析

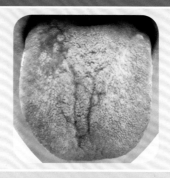

上焦	❶ 头晕、乏力——舌尖胖、质淡，为气血不足，清窍失养。 ❷ 颈椎不好——舌尖中部凹陷，为营卫不和。 ❸ 慢性咽炎——舌尖中部凹陷，为肺气不足，咽喉不利。 ❹ 乳腺增生——舌尖中部两侧凸起，为增生标志。
中焦	❺ 胃胀、纳差——舌中部为脾胃区，质胖，为脾虚湿盛。 ❻ 胁胀满——舌两边为肝胆，舌质胖大且质暗，为血瘀兼有湿邪阻遏肝胆气机。 ❼ 泄泻——舌中胖大，为脾虚湿盛，水谷不化。
下焦	❽ 腰膝酸软——舌根胖大，为肾阳不足。 ❾ 双下肢沉重、怕冷——舌根胖大，为肾阳不足，下焦寒湿。 ❿ 月经错后兼有血块——舌根胖，为肾阳不足，寒邪客于胞宫，冰寒血道，而发为错后；舌质瘀暗，为体内血瘀
治则	利湿解毒，化瘀散结
方药	萆薢渗湿汤合桂枝茯苓丸加黄芪、三七

	萆薢渗湿汤	桂枝茯苓丸
方歌	萆薢渗湿茯苓襄， 黄柏丹皮泽泻行； 薏仁滑石通草入， 清化湿热带下停	金匮桂枝茯苓丸， 桃仁赤芍和牡丹； 等份为末蜜丸服， 缓消癥块胎可安
处方	萆薢 10g、茯苓 10g、黄柏 10g、牡丹皮 10g、泽泻 10g、薏苡仁 15g、滑石 15~30g、通草 3g、桂枝 10g、桃仁 10g、赤芍 10g、黄芪 20g、三七 6g。 7 剂，水煎服，每次 300ml，早、晚温服	
方解	萆薢利水祛湿，分清化浊；黄柏清热利湿，解毒疗疮；泽泻渗湿泄热；薏苡仁利水渗湿，茯苓分利湿热，滑石利水通泄；牡丹皮、赤芍、三七、桃仁清热凉血，活血化瘀，清膀胱湿热，泻肾经相火，共同辅助萆薢使下焦湿热从小便排出；通草清热滑窍，通利小便，使湿热随小便而出；桂枝温通血脉，以行瘀滞；黄芪托毒排脓。诸药合用，共奏导湿下行、利水清热之功	

湿气为病，内外上下，四处流行，
随邪变化，各具病形，按法诊治，勿失纪纲。

——张仲景《伤寒杂病论》

第三章

带下病

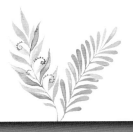

带下量明显增多或减少，色、质、气味异常，伴全身或局部症状者，称为带下病。

傅山开章明义，带下重点在湿热，认为带下"俱是湿症"，其病机为"脾气之虚，肝气之郁，湿气之侵，热气之逼"。从脏腑辨证，发于肝脾；从六淫论治，多属于湿热。故治法"寓补于散之中，寄消于升之内"。即大补脾胃之气，稍佐舒肝之品，则脾气健而湿自消，带自愈。被后世医家所颂称：用药纯和，无一峻品；辨证详明，一目了然。

傅山将带下分为五种。

⊛ 脾虚湿盛所致白带，重用完带汤。

⊛ 肝经湿热所致青带，用加味逍遥散。

⊛ 肾火盛而脾虚湿热下注所致黄带，用易黄散。

⊛ 下焦火热盛所致黑带，用利火汤。

⊛ 肝热脾虚而下溢所致的赤带，用清肝止淋汤等。

总之，其病机不离脾虚湿盛和肝郁化火，从而影响冲脉、任脉、带脉所致。

01　脾虚——舌胖苔白

像这种胖大又淡白的舌头，对于女同志来说是最痛苦的，提示以下几点。

水湿太重：体内水湿多了就会往外渗出，就像腿肿、湿疹，只是渗出的部位不一样，我们叫的名字不一样而已，不用大惊小怪！所以，有这种胖大舌的女同志，白带就比较多。

气血虚弱：舌淡淡的、白白的，代表着气血不足。如果气血充足，我们的舌头应该是红润的。气血不足怎么能有劲儿？怎么能固摄住水湿的外渗呢？所以说白带就会多。

阳气不足：拥有这样舌象的女同志，四肢经常冰凉，小肚子凉，痛经，而白带可谓：年年岁岁经常有，岁岁年年带不停。

说起治疗，常见的如冷冻、激光、消炎、栓塞等。这些能改变气血吗？这些能改变体内的水湿吗？这样能改变阳气的不足吗？我们都知道一块干馒头，放到潮湿的环境当中，这个干馒头就会发霉，我用消炎药把霉菌杀死后，请问还会发霉吗？如果这个潮湿环境还在的话，那么肯定还会！

主症	带下量多、色白或淡黄、质稀、无臭气、绵绵而下，面色㿠白、神疲肢倦、腹胀纳呆、面浮肢肿、大便溏薄

舌象分析

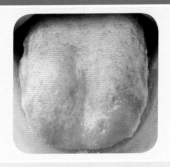

上焦	❶ 头晕、头重——舌尖胖、略红，为湿热搏结，扰乱清窍。 ❷ 颈椎不好——舌尖中部凹陷，为营卫不和。 ❸ 乳腺增生——舌尖两侧隆起，为乳腺增生标志。
中焦	❹ 胃胀、纳差——舌中部为脾胃区，质胖、凹陷，为脾虚湿盛。 ❺ 胁胀满——舌两边为肝胆，舌两侧胖大、有齿痕，为肝胆气机不利。
下焦	❻ 腰膝酸软——舌根胖大、苔腻，为肾阳不足。 ❼ 双下肢沉重、怕冷——舌根胖大，为肾阳不足，下焦寒湿
治则	健脾益气，升阳除湿

方药	完带汤加减

方歌	完带汤 完带汤中二术陈，人参甘草和车前； 柴芍淮山黑芥穗，化湿止带此方神

处方	炒白术 30g、山药 20g、党参 10g、白芍 10g、车前子 10~15g、苍术 30g、炙甘草 5g、陈皮 10g、黑荆芥穗 10g、柴胡 5g。 7 剂，水煎服，每次 300ml，早、晚温服

方解	本方重用白术、山药为君，意在补脾祛湿，使脾气健运，湿浊得消；山药并有固肾止带之功。臣以党参补中益气，以助君药补脾之力；苍术燥湿运脾，以增祛湿化浊之力；白芍柔肝理脾，使肝木条达而脾土自强；车前子利湿清热，令湿浊从小便分利。佐以陈皮之理气燥湿，既可使补药补而不滞，又可行气以化湿；柴胡、荆芥穗之辛散，得白术则升发脾胃清阳，配白芍则疏肝解郁。使以炙甘草调药和中，诸药相配，使脾气健旺，肝气条达，清阳得升，湿浊得化，则带下自止

　　白带治得好不好？全在于完带汤中健脾药的用量。带下俱是湿证，既然是水湿外渗于阴部，往往造成阴部泡烂，就像脚气一样，也易造成感染。水湿祛，环境改善，自然恢复，那么，健脾祛湿药的用量必须大。

02　脾虚兼湿热——舌胖苔黄

主症	带下量多、色黄、质稠、有臭气，气短，乏力，纳差，或腹泻

舌象分析

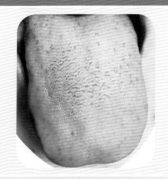

上焦	❶ 头晕、健忘——舌尖胖大，为气血不足，清窍失养。 ❷ 慢性咽炎——舌尖中部胖大、凹陷，为肺气虚弱，痰湿阻滞。
中焦	❸ 胃胀、纳差——舌中胖大、质淡，为脾胃虚弱，水湿停聚，运化无力。 ❹ 胁胀——舌边与舌中泾渭分明，为肝郁脾虚，气机不畅之象。
下焦	❺ 腰膝酸软——舌根胖大，为肾阳不足，精血亏虚。 ❻ 带下略黄——舌根胖大，苔黄腻，为脾失运化，湿浊内生，蕴而化热，湿热下注，任脉失约，带脉不固，遂成黄带。
治则	健脾祛湿，清热止带
方药	易黄汤加减
方歌	**易黄汤** 妇人黄带易黄汤，山药芡实各一两； 黄柏二两车前一，白果十枚服之良
处方	山药 10g、芡实 10g、黄柏 10g、车前子 10~15g、白果 10g。 7 剂，水煎服，每次 300ml，早、晚温服
方解	本方重用山药、芡实补脾益肾，固涩止带，《本草求真》曰："山药之补，本有过于芡实，而芡实之涩，更有胜于山药"，故共为君药。白果收涩止带，兼除湿热，为臣药。用少量黄柏苦寒入肾，清热燥湿；车前子甘寒，清热利湿，均为佐药

肾阳虚——舌根胖大

主症	带下量多、色白透明如水状、质稀冷、无臭或腥臭，特点为终日淋漓不断，头晕耳鸣、腰膝酸软、小腹冷痛、喜温喜按、畏寒肢冷、大便溏薄、小便清长

舌象分析

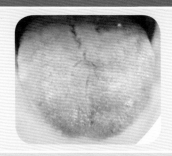

上焦	❶ 心烦、失眠多梦——舌尖胖大，质略红，为心火旺，热扰心神。 ❷ 乳腺增生——舌尖两侧凸起，为增生标志。 ❸ 慢性咽炎——舌尖中部凹陷，为肺气不足，咽喉不利。 ❹ 颈椎不好——舌尖中部凹陷，为营卫不和。
中焦	❺ 胃胀——舌中胖大，为脾胃虚弱，运化无力。 ❻ 困重犯懒——舌边胖大，略有齿痕，为湿邪困阻，气机不利。 ❼ 大便不成形——舌中后部凹陷，为胃肠虚弱。
下焦	❽ 腰膝酸软、腿沉腿凉——舌根胖大，为肾阳不足，寒凝经脉 ❾ 白带多——舌根胖大，为脾肾阳虚，寒湿下注
治则	温肾培元，固涩止带
方药	内补丸加减
方歌	**内补丸** 鹿茸菟丝内补丸，芪桂苁蓉附紫菀； 潼白蒺藜桑螵蛸，温肾培元止带专

处方	鹿茸 10g、菟丝子 10g、沙苑子 10g、黄芪 10~15g、白蒺藜 10g、紫菀 10g、肉桂 5g、桑螵蛸 10g、肉苁蓉 10~15g、制附子（先煎）10g。 7 剂，水煎服，每次 300ml，早、晚温服
方解	鹿茸、肉苁蓉、菟丝子温肾填精益髓；沙苑子、桑螵蛸补肾涩精止带；附子、肉桂温肾壮阳补火；黄芪益气固摄；白蒺藜养肝肾而疏风；紫菀温肺益肾。全方共奏温肾助阳、涩精止带之效

04 阴虚夹湿——舌胖无苔

主症	带下量多、色黄白或赤白相间、质稠有臭气，阴部瘙痒、灼热干涩，头晕耳鸣、两颧红赤、五心烦热、咽干口燥、失眠多梦、腰膝酸软

舌象分析

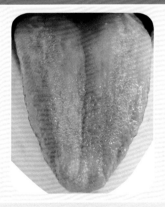

上焦	❶ 心烦——舌尖红，为热扰心神。 ❷ 失眠——舌尖红，为热扰心神，心神不宁。 ❸ 咽干、目涩——舌尖质红，为热灼津伤。

中焦	❹ 胃胀、反酸、胃灼热（烧心）——舌中凹陷、苔少，为虚火灼伤胃络。 ❺ 干呕——舌中质红，为热灼津伤。 ❻ 两胁胀满——舌两边红，为阴火旺盛伤及肝络，络脉不和。
下焦	❼ 大便干燥——舌根质红，为虚火伤阴，大肠津亏。 ❽ 腰膝酸软，五心烦热，潮热盗汗——舌根质红，为阴虚火旺、火热内郁所致。 ❾ 阴部瘙痒、干涩——舌根质红，为热入胞宫，热灼津伤所致

很多人对阴虚火旺和气阴两虚的舌象往往鉴别不清楚，阴虚火旺——要注意"火旺"，舌肯定是红的而不应该是白的、淡的。所以，如果遇到白胖的、淡的舌，没有舌苔，千万不要认为是阴虚火旺，而是气阴两虚的舌象

治则	滋肾益阴，清热利湿
方药	知柏地黄丸加减
方歌	**知柏地黄丸** 六味地黄益肾肝，山药丹泽萸苓掺； 更加知柏成八味，阴虚火旺可煎餐
处方	熟地黄 24g、山茱萸 12g、山药 12g、牡丹皮 9g、泽泻 9g、茯苓 15g、知母 10g、黄柏 10g。 7 剂，水煎服，每次 300ml，早、晚温服
方解	本方重用熟地黄滋阴补肾、益精填髓，为君药；山茱萸滋肾益肝，山药滋肾补脾，助熟地黄滋补肾阴，知母清虚热、滋肾阴，黄柏清肾中伏火、坚肾阴，助熟地黄以滋阴降火，四药共为臣药；茯苓渗脾湿，泽泻泄肾降浊，牡丹皮清热凉血，三药合用，使补中有泻，补而不腻，共为佐药

05 湿热下注——舌胖苔黄

主症	带下量多、色黄或黄白相间、质稠如豆渣状（真菌性阴道炎），有特殊臭秽气，伴有阴痒、口苦咽干、胸闷心烦、口腻纳呆、小腹作痛

舌象分析

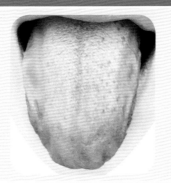

上焦	❶ 头胀——舌尖红，为心火旺盛，热扰清窍。 ❷ 颈椎不好——舌尖中部裂纹，为营卫不和。 ❸ 咽干——舌尖红，为热灼津伤。 ❹ 失眠——舌尖红，为热扰心神。
中焦	❺ 胃胀、反酸——舌中质红、略胖大，为脾胃湿热。 ❻ 急躁易怒——舌两边红，为肝胆火盛。
下焦	❼ 腰膝酸软——舌根胖，为肾阳不足。 ❽ 白带多，外阴瘙痒——舌根胖大、质红，兼有黄苔，为下焦湿热
治则	清热利湿，解毒杀虫
方药	止带方加减
方歌	**止带方** 止带泽泻猪茯苓，茵陈赤芍丹皮寻； 车前黄柏牛膝栀，清热利湿止带灵

处方	猪苓 10g、茯苓 10~30g、车前子 10~15g、泽泻 10g、茵陈 10~30g、赤芍 10g、牡丹皮 10g、黄柏 10g、栀子 10g、牛膝 10g。 7 剂，水煎服，每次 300ml，早、晚温服
方解	猪苓、茯苓、车前子、泽泻利水渗湿止带；赤芍、牡丹皮清热，凉血活血；黄柏、栀子、茵陈泻热解毒，燥湿止带；牛膝利水通淋，引诸药下行，使热清、湿除，带自止

06 湿热下注兼肝经湿热——舌胖苔黄

主症	外阴瘙痒，坐卧不安，带下量多、黄绿如脓，如泡沫状，有臭气，胸闷纳呆，口苦而腻，小腹疼痛，小便短赤

舌象分析

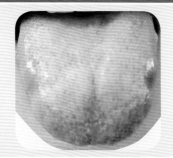

上焦	❶ 头晕——舌尖胖大，为气血不足，清窍失养。 ❷ 颈椎不好——舌尖中部凹陷，为营卫不和。 ❸ 慢性咽炎——舌尖中部凹陷，为肺气不足，咽喉不利。
中焦	❹ 胃胀、纳差——舌中部为脾胃区，质胖，为脾虚湿盛。 ❺ 胁胀满——舌两边为肝胆，舌质胖大、有齿痕，为湿阻肝胆，气机不利。

下焦	❻ 腰膝酸软——舌根胖大，苔黄腻，为肾阳不足，湿浊阻遏。 ❼ 双下肢沉重、怕冷——舌根胖大，苔黄腻，为肾阳不足，下焦寒湿和湿热交织。 ❽ 外阴瘙痒——舌根胖大，苔黄腻，为下焦湿热
治则	清肝利湿止带
方药	龙胆泻肝汤加减
方歌	**龙胆泻肝汤** 龙胆泻肝栀芩柴，木通车前泽泻偕； 生地当归与甘草，肝胆实火湿热排
处方	龙胆草 6g、黄芩 9g、炒栀子 9g、泽泻 12g、木通 9g、车前子 9g、当归 9g、生地黄 20g、柴胡 10g、生甘草 6g。 7 剂，水煎服，每次 300ml，早、晚温服
方解	龙胆草大苦大寒，既能清利肝胆实火，又能清利肝经湿热，故为君药。黄芩、栀子苦寒泻火，燥湿清热，共为臣药。泽泻、木通、车前子渗湿泄热，导热下行；实火所伤，损伤阴血，当归、生地黄养血滋阴，邪去而不伤阴血，共为佐药。柴胡舒畅肝经之气，引诸药归肝经；甘草调和诸药，共为佐使药

07 ## 湿热下注兼湿浊偏盛——舌胖苔腻

主症	带下量多，色白如豆腐渣状或凝乳状，有臭气，外阴、阴道瘙痒，如虫行状

舌象分析

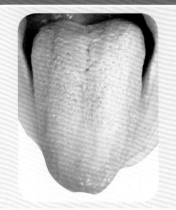

上焦	❶ 头晕——舌尖胖大、质淡，为气血不足，清窍失养。 ❷ 颈椎不好——舌尖中部凹陷，为营卫不和。 ❸ 慢性咽炎——舌尖中部凹陷，为肺气不足，咽喉不利。
中焦	❹ 胃胀、纳差——舌中部为脾胃区，质胖，为脾虚湿盛。 ❺ 胁胀满——舌两边为肝胆，舌质胖大，为湿热阻滞肝胆，气机不利。
下焦	❻ 腰膝酸软——舌根胖大、苔腻，为肾阳不足。 ❼ 双下肢沉重、怕冷——舌根胖大，为肾阳不足，下焦寒湿 ❽ 带多、阴痒——舌根胖大，苔黄腻，为湿热下注，损及任、带二脉
治则	清热利湿，疏风化浊
方药	萆薢渗湿汤加苍术、藿香
方歌	**萆薢渗湿汤** 萆薢渗湿茯苓襄，黄柏丹皮泽泻行； 薏仁滑石通草入，清化湿热带下停

处方	萆薢 10g、茯苓 30g、黄柏 10g、牡丹皮 10g、泽泻 10g、薏苡仁 15g、滑石 15~30g、通草 3g、苍术 30g、藿香（后下）10g。 7 剂，水煎服，每次 300ml，早、晚温服
方解	萆薢利水祛湿，分清化浊；黄柏清热利湿，解毒疗疮；泽泻渗湿泄热；薏苡仁利水渗湿，茯苓分利湿热，苍术健脾燥湿，滑石利水通泄，藿香芳香化湿；牡丹皮清热凉血，活血化瘀，清膀胱湿热，泻肾经相火，共同辅助萆薢使下焦湿热从小便排出；通草清热滑窍，通利小便，使湿热随小便而出。诸药合用，共奏导湿下行、利水清热之功

08 热毒蕴结——舌红苔腻

主症	带下量多、色黄绿如脓或赤白相间，或五色杂见，或呈米泔状，质稠，有特殊臭秽气，小腹疼痛，腰骶疼痛，口苦咽干，小便短赤，大便干结

舌象分析

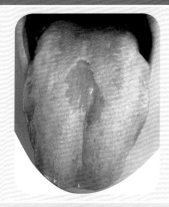

上焦	❶ 心烦——舌尖胖大、质红，为湿热扰心。 ❷ 乳腺增生——舌尖两侧隆起，为乳腺增生标志。 ❸ 颈椎不好——舌尖中部凹陷，为营卫不和。

中焦	❹ 胃胀、反酸——舌中苔脱落、色红，为胃热炽盛，兼有脾胃湿热。 ❺ 口苦、口臭——舌中胖大、质红，为湿热中阻。 ❻ 急躁易怒——舌两边色暗红、胖大，为湿热阻滞肝胆，肝胆气机不利。
下焦	❼ 腰膝酸软——舌根胖大，为肾阳不足。 ❽ 黄带多、外阴瘙痒——舌根苔黄腻，为下焦湿热
治则	清热解毒
方药	五味消毒饮加土茯苓、败酱草、鱼腥草、薏苡仁
方歌	**五味消毒饮** 五味消毒治诸疔，银花野菊蒲公英； 紫花地丁天葵子，煎加酒服效非轻
处方	金银花 10~30g、野菊花 10g、蒲公英 10~15g、紫花地丁 10g、天葵子 10g、土茯苓 10g、败酱草 10g、鱼腥草 10g、薏苡仁 10g。 5 剂，水煎服，每次 300ml，早、晚温服。 注：本方苦寒，患者本身舌胖，属于寒湿而兼有热毒，用方用药中病即止，以免损伤脾胃
方解	金银花、野菊花、鱼腥草，清热解毒散结，金银花入肺胃，可解中、上焦之热毒，野菊花入肝经，专清肝胆之火，二药相配，善清气分热结，合鱼腥草清热解毒之力更强；蒲公英、紫花地丁均具清热解毒之功，为治痈疮疔毒之要药；蒲公英兼能利水通淋，泻下焦湿热，与紫花地丁相配，善清血分之热结；天葵子能入三焦，善清三焦之火；土茯苓、败酱草、薏苡仁利湿浊

第四章

妊娠病

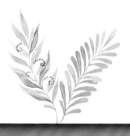

妊娠期间，发生与妊娠有关的疾病，称妊娠病，亦称胎前病。妊娠病大致包括 3 类：一是因孕而发，如妊娠恶阻、妊娠腹痛；二是因病动胎，如胎滑、胎动不安；三是因孕加重痼疾，如胎气上逆等。

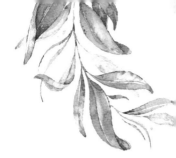

第一节 妊娠恶阻

| 妊娠恶阻 | 妊娠早期，反复出现严重的恶心、呕吐、头晕、厌食，甚则食入即吐，继而影响孕妇及胎儿健康，称为"妊娠恶阻"，又称"妊娠呕吐""子病""病儿""阻病"。初产妇多见，症状重；久之易造成先兆流产 |

01 脾胃虚弱——舌胖苔白

| 主症 | 妊娠早期，反复出现呕吐，呕吐物为清水、清涎，面色㿠白、神疲肢倦、腹胀纳呆、面浮肢肿、大便溏薄 |

舌象分析

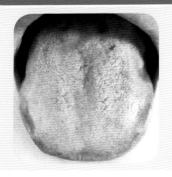

上焦	❶ 头晕、乏力——舌尖凹陷，质胖、色淡，为气血不足，清窍失养。 ❷ 颈椎不好——舌尖中部凹陷，为营卫不和。 ❸ 乳腺增生——舌尖中部偏右侧凸起，为增生标志。
中焦	❹ 胃胀、纳差——舌中部为脾胃区，质胖，为脾虚湿盛。 ❺ 胁胀满——舌两边为肝胆，质胖，为湿阻肝胆，气机不利。
下焦	❻ 腰膝酸软——舌根胖大，为肾阳不足。 ❼ 双下肢沉重、怕冷——舌根胖大，为肾阳不足，下焦寒湿。 ❽ 大便不成形——舌根胖大，为肾阳不足，完谷不化
治则	健脾和胃，降逆止呕
方药	香砂六君子汤加减
方歌	**香砂六君子汤** 益以陈夏名六君，祛痰补益气虚饵； 除却半夏名异功，或加香砂气滞使
处方	党参 10g、炒白术 20g、茯苓 10~15g、炙甘草 10g、陈皮 10g、半夏 9g、木香 5~10g、砂仁（后下）5g。 7 剂，水煎服，每次 300ml，早、晚温服
方解	本方由六君子汤加木香、砂仁而成。方中党参益气健脾，补中养胃为君；臣以白术健脾燥湿；佐以茯苓渗湿健脾；陈皮、木香芳香醒脾，理气止痛；半夏燥湿化痰；砂仁健脾和胃，理气散寒；使以炙甘草调和诸药。全方扶脾固本，理气止痛，兼化痰湿，和胃散寒，标本兼顾

肝胃不和——舌边质红

主症	妊娠早期，反复出现呕吐，呕吐物为酸水或苦水，头晕目眩、口苦咽干、胸胁满闷、大便秘结、小便短赤

舌象分析

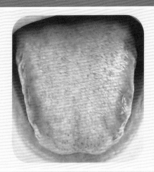

上焦	❶ 头晕——舌尖胖大，为气血不足，清窍失养。 ❷ 目眩——舌尖红点，为火热上炎，扰乱清窍。 ❸ 心烦——舌尖红点，为火热扰心。 ❹ 慢性咽炎——舌尖凹陷，有红点，为热邪搏结咽喉。 ❺ 乳腺增生——舌尖两侧隆起，为乳腺增生标志。
中焦	❻ 情绪波动大——舌边隆起，为情绪不佳，肝胆气机不畅。
下焦	❼ 腰膝酸软、腿沉腿凉——舌根胖大，为肾阳不足，寒凝经脉
治则	清肝和胃，降逆止呕
方药	橘皮竹茹汤加减
方歌	**橘皮竹茹汤** 橘皮竹茹治呕逆，参甘姜枣效力捷； 严氏济生方名同，加苓夏麦枇杷叶

处方	陈皮 6g、竹茹 10g、大枣 10g、生姜 10~20g、炙甘草 10g、党参 10g。 7 剂，水煎服，每次 300ml，早、晚温服
方解	陈皮理气健胃，和中止呕；竹茹清胃、降气、止呕，二药相伍，既能止呕，又可清热安胃，且用量俱重，共为君药。生姜和胃止呕，为呕家圣药，助君药降胃气之逆；党参益气补中，与陈皮相合，则行中有补，同为臣药。炙甘草、大枣益气、补脾、养胃，合党参以补中益胃，奠安中土而复胃气之虚，俱为佐药。炙甘草调和药性，兼作使药。诸药合用，共奏降逆止呃、益气清热之功

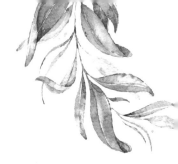

第二节

妊娠腹痛

| 妊娠腹痛 | 妊娠期间，出现以小腹疼痛为主的疾病，又称胞阻 |

01 血虚——舌质淡白

| 主症 | 腹部隐隐作痛，喜按，头晕心悸、失眠多梦，面、唇、舌、爪甲淡白，皮肤干燥不泽 |

舌象分析

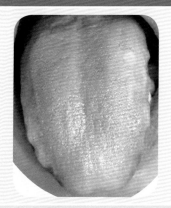

| 上焦 | ❶ 头晕、乏力——舌尖胖大，为气血亏虚，脑窍失养。
❷ 颈椎不好——舌尖略凹陷，为营卫不和。 |

中焦	❸ 胃胀、纳差——舌中胖大、质淡，为脾阳不足，运化无力。 ❹ 胁胀满——舌边胖大，为肝寒，气机不畅。
下焦	❺ 腰膝酸软——舌根胖大，为肾阳不足，精血亏虚。 ❻ 妊娠腹痛——舌根胖大、质淡，为胞宫气血亏虚，寒凝胞宫
治则	养血安胎止痛
方药	当归芍药散加减
方歌	**当归芍药散** 当归白芍用川芎，白术苓泽六味同； 妊娠腹中绵绵痛，调理肝脾可为功
处方	当归 10g、白芍 20g、茯苓 20g、炒白术 30g、泽泻 10g、川芎 10g。 7 剂，水煎服，每次 300ml，早、晚温服
方解	当归养血活血；白芍养血柔肝，缓急止痛；白术、茯苓健脾化湿，扶助中运，并固胎元；泽泻泻其脾郁所滞之水湿；川芎辛窜舒达，以畅达欲伸之血气。全方共奏养血益脾、止痛安胎之效

02 | 虚寒——舌胖苔白

主症	妊娠小腹冷痛，喜温喜按，形寒肢冷，面色㿠白，倦怠无力

舌象分析

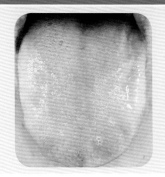

上焦	❶ 头晕、健忘——舌尖胖大，为气血亏虚，不能充养清窍。 ❷ 慢性咽炎——舌尖中部凹陷，为肺气不足，咽喉不利。 ❸ 颈椎不好——舌尖中部凹陷，为营卫不和。
中焦	❹ 胃胀——舌中凹陷，为脾胃虚弱，运化无力。 ❺ 困重犯懒、形寒肢冷——舌边胖大，略有齿痕，为湿邪困阻，气机不利，经络失养。 ❻ 大便不成形——舌中后部凹陷，舌质胖大，为胃肠虚弱。
下焦	❼ 腰膝酸软、腿沉腿凉——舌根胖大，为肾阳不足，寒凝经脉。 ❽ 小腹冷痛——舌根胖大、色淡，为肾阳不足，不能温煦行血，寒邪阻滞胞宫
治则	暖宫止痛，养血安胎
方药	胶艾汤加减

胶艾汤

方歌	胶艾汤中四物先，阿胶艾叶炙草煎； 先兆流产最相宜，胎动能安腹痛痊
处方	川芎 5~10g、阿胶（烊化）10g、炙甘草 5g、艾叶 10g、当归 10g、白芍 10g、干地黄 10g。 7 剂，水煎服，每次 300ml，早、晚温服
方解	阿胶具有滋阴补血的作用，还能止血安胎；艾叶具有温暖胞宫、制止崩漏的作用，还能疏理气血、驱逐寒湿、止痛安胎。这两味药合用，具有调经安胎、滋阴止血的作用，为本方的君药。当归具有养血滋肝、逐瘀生新的功效；白芍能去恶血、生新血，具有安胎止痛的功效；干地黄滋阴养血，能补益肝肾，这三味药合用，滋补肝肾，滋阴养血，固冲安胎，为本方的臣药。川芎能行气开郁，行血散血，既能补血，但又不会形成瘀血，为本方的佐药。炙甘草药性缓和，和中缓急，为方中使药，起着调和诸药的作用。这几味药组合成方，就能起到养血止血、调经安胎的功效

气滞——边薄中厚

主症	小腹胀痛，胸胁、乳房胀满，嗳气吐酸、情志抑郁、烦躁易怒

舌象分析

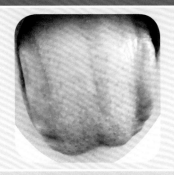

上焦	❶ 头晕、乏力——舌尖胖、质淡，为气血不足，清窍失养。
	❷ 颈椎不好——舌尖中部凹陷，为营卫不和。
	❸ 慢性咽炎——舌尖中部凹陷，为肺气不足，咽喉不利。
	❹ 乳腺增生——舌尖中部两侧凸起，为增生标志。
中焦	❺ 胃胀、纳差——舌中部为脾胃区，质胖，为脾虚湿盛。
	❻ 胁胀满——舌两边为肝胆，舌胖大，有齿痕，为湿阻肝胆，气机不利。
下焦	❼ 腰膝酸软——舌根胖大，为肾阳不足。
	❽ 双下肢沉重、怕冷——舌根胖大，为肾阳不足，下焦寒湿
治则	疏肝解郁，养血安胎
方药	逍遥散加减
方歌	**逍遥散** 逍遥散用当归芍，柴苓术草加姜薄； 散郁除蒸功效奇，调经八味丹栀着

处方	柴胡 10g、当归 10g、白芍 10g、茯苓 20g、炒白术 20g、炙甘草 5g、薄荷（后下）3g、生姜 3g。 7 剂，水煎服，每次 300ml，早、晚温服
方解	柴胡疏肝解郁，使肝气得以调达，为君药；当归甘、辛、苦、温，养血和血；白芍酸、苦、微寒，养血敛阴，柔肝缓急，为臣药。白术、茯苓健脾祛湿，使运化有权，气血有源；炙甘草益气补中，缓肝之急，为佐药。用法中加入薄荷少许，疏散郁遏之气，透达肝经郁热；生姜温胃和中，为使药

04　血瘀——舌质紫暗

主症	素有癥瘕，小腹隐痛或刺痛，痛处不移，胁肋胀痛

舌象分析

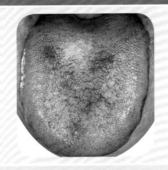

上焦	❶ 头晕——舌尖胖、质暗，为瘀阻上焦，清窍失养。 ❷ 慢性咽炎——舌尖凹陷，为肺气不足，咽喉不利。 ❸ 乳腺增生——舌尖色暗，舌尖中部两侧略隆起，为乳腺增生标志。
中焦	❹ 胁肋疼痛——舌边色暗，为肝胆气滞血瘀，络脉不和。 ❺ 胃痛——舌中部凹陷、色暗，为中焦气血运行不畅。 ❻ 胃胀、纳差——舌中部凹陷，苔黄腻，为脾胃纳运失常，水湿阻滞，郁久化热。

下焦	❼ 腰酸、腿沉、腿凉——舌根凹陷，苔黄腻，多为肾阳不足，寒凝经脉。 ❽ 平素经行少腹疼痛、血块多——舌根暗，为气血运行不畅
治则	养血活血，补肾安胎
方药	桂枝茯苓丸合寿胎丸
方歌	**桂枝茯苓丸** 金匮桂枝茯苓丸， 桃仁赤芍和牡丹； 等份为末蜜丸服， 缓消癥块胎可安	**寿胎丸** 菟丝四两壮胎气， 续断寄生二两胶； 食少炒术脂地补， 气虚下陷参芪调
处方	桂枝 10g、茯苓 10g、牡丹皮 10g、桃仁 10g、赤芍 10g、菟丝子 20g、桑寄生 10g、川续断 10g、阿胶（烊化）10g。 7 剂，水煎服，每次 300ml，早、晚温服
方解	桂枝温通血脉，以行瘀滞，桃仁、牡丹皮、赤芍活血散瘀、凉血，退瘀久之热，茯苓渗湿祛痰，以助消癥；菟丝子补肾益精，肾旺自能荫胎；桑寄生、续断补肝肾，固冲任，使胎气强壮；阿胶滋养阴血，使冲任血旺，则胎气自固。两方合用，共奏补肾安胎之功

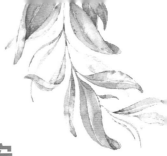

第三节

胎漏、胎动不安

胎漏、胎动不安常是堕胎、小产的先兆，西医学称为"先兆流产"，多发生于妊娠早期，少数发生于妊娠中期。

胎漏	妊娠期间阴道少量流血，时作时止，或淋漓不断，而无腰酸腹痛、小腹坠胀者，称为胎漏，亦称胞漏，或漏胎
胎动不安	妊娠期间仅有腰酸、腹痛，或下腹坠胀，或伴有少量阴道流血者，称为胎动不安

01 肾虚——舌根胖大

主症	妊娠早期，阴道有少量出血，色黯淡、质稀，伴腰酸腹痛、胎动下坠，头晕耳鸣、腰膝酸软、小便频数

舌象分析

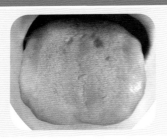

上焦	❶ 头晕、乏力——舌前部凹陷，质淡胖，为气血不足，清窍失养。 ❷ 颈椎不好——舌尖中部凹陷，为营卫不和。 ❸ 慢性咽炎——舌尖中部凹陷，为肺气不足，咽喉不利。
中焦	❹ 胃胀——舌中胖大，为脾胃虚弱，运化无力。 ❺ 困重犯懒——舌边胖大，为湿邪困阻，气机不利。
下焦	❻ 腰膝酸软、腿沉腿凉——舌根胖大，为肾阳不足，寒凝经脉。 ❼ 阴道出血——舌根胖大，为气血不足，固摄无力。
治则	补肾健脾，益气安胎
方药	寿胎丸加党参、白术
方歌	**寿胎丸** 菟丝四两壮胎气，续断寄生二两胶； 食少炒术脂地补，气虚下陷参芪调
处方	菟丝子 20g、桑寄生 10g、川续断 10g、阿胶（烊化）10g、党参 10g、炒白术 20g。 7 剂，水煎服，每次 300ml，早、晚温服
方解	菟丝子补肾益精，肾旺自能荫胎；桑寄生、续断补肝肾，固冲任，使胎气强壮；阿胶滋养阴血，使冲任血旺，则胎气自固；党参、白术健脾补气。诸药相配，共奏补肾安胎之功

02 气血虚弱——舌质淡白

主症	妊娠早期，出血量少、色淡、质稀，伴腰酸腹痛、胎动下坠、胎动不安，面色㿠白、神疲肢倦、腹胀纳呆、面浮肢肿、大便溏薄、带下量多

舌象分析

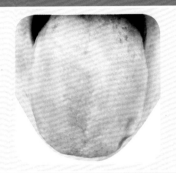

上焦	❶ 头晕、乏力——舌尖凹陷，质胖、色淡，为气血不足，清窍失养。
	❷ 乳腺增生——舌尖中部偏右侧凸起，为增生标志。
中焦	❸ 胃胀、纳差——舌中部为脾胃区，质胖，为脾虚湿盛。
	❹ 胁胀满——舌两边为肝胆，质胖，为湿阻肝胆，气机不利。
下焦	❺ 腰膝酸软——舌根胖大，为肾阳不足。
	❻ 双下肢沉重、怕冷——舌根胖大，为肾阳不足，下焦寒湿。
	❼ 胎动不安——舌根胖大，为肾阳不足，不能温煦固摄
治则	补气养血，固肾安胎
方药	胎元饮加减

胎元饮

方歌	景岳全书胎元饮，八珍去芎与茯苓； 加入陈皮杜仲炭，补血益气安胎灵
处方	党参 10g、当归 10g、杜仲 10~15g、白芍 10g、熟地黄 10~15g、炒白术 20g、炙甘草 10g、陈皮 10g。 7 剂，水煎服，每次 300ml，早、晚温服
方解	党参、炙甘草、白术益气养脾；白芍、当归、熟地黄滋阴补血；杜仲固肾安胎，陈皮理气调中，使熟地黄补而不腻。全方配伍，有补气养血、固肾安胎之功

03 血热——舌质深红

主症	妊娠早期、出血量少、色深红或鲜红、质稠，腰酸腹痛，胎动下坠，头晕面赤、心烦口渴、喜冷饮、大便秘结、小便短赤

舌象分析

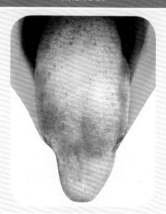

上焦	❶ 心烦——舌尖红，为热扰心神。 ❷ 失眠——舌尖红，为热扰心神，心神不宁。
中焦	❸ 两肋胀满、烦躁——舌两侧与舌中部泾渭分明，舌两边红，为肝郁火旺，脾虚湿盛，肝胆疏泄不利。 ❹ 胃胀——舌中胖大，为脾胃虚弱，脾胃升降失调。
下焦	❺ 腰膝酸软——舌根胖大，为肾阳不足。 ❻ 平素经期提前，经量稍多——舌尖及舌边色红，为火热偏胜，血热妄行。 ❼ 胎动不安——舌尖色红，为火热扰动胞宫
治则	清热凉血，养血安胎
方药	当归散加减

<table>
<tr><td colspan="2" align="center">当归散</td></tr>
<tr><td>方歌</td><td>当归散用一斤芎，斤归芍芩八术从；
血虚湿热之胎动，常服此方可建功</td></tr>
<tr><td>处方</td><td>当归 10~20g、川芎 20g、黄芩 10~15g、白芍 10g、炒白术 30g。
7 剂，水煎服，每次 300ml，早、晚温服</td></tr>
<tr><td>方解</td><td>当归、白芍补肝养血，合川芎，疏气血之滞；白术健脾补气，黄芩坚阴清热。共奏养血健脾、清热安胎之效</td></tr>
</table>

04 血瘀——舌质紫暗

主症	妊娠初期，跌扑闪挫，继之腹痛，阴道不时下血(少)，色黯红，腰酸腹痛，胎下坠

舌象分析

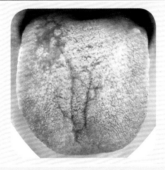

上焦	❶ 头晕——舌尖胖、质淡暗，为气虚血瘀，蒙蔽清窍。 ❷ 颈椎不好——舌尖中部凹陷，为营卫不和。 ❸ 慢性咽炎——舌尖中部凹陷，为肺气不足，咽喉不利。 ❹ 乳腺增生——舌尖中部两侧凸起，为增生标志。

中焦	❺ 胃胀、纳差——舌中部为脾胃区，质胖，为脾虚湿盛。 ❻ 胁胀满——舌两边为肝胆，舌质胖大且暗，为血瘀兼有湿邪阻遏肝胆气机。 ❼ 泄泻——舌中胖大，为脾虚湿盛，水谷不化。
下焦	❽ 腰膝酸软——舌根胖大，为肾阳不足。 ❾ 双下肢沉重、怕冷——舌根胖大，为肾阳不足，下焦寒湿。 ❿ 平时月经错后，兼有血块——舌根胖，为肾阳不足，寒邪客于胞宫，冰寒血道，而发为错后；舌质瘀暗，为体内血瘀
治则	活血消癥，补肾安胎
方药	桂枝茯苓丸合寿胎丸加减
方歌	**桂枝茯苓丸** 金匮桂枝茯苓丸， 桃仁赤芍和牡丹； 等份为末蜜丸服， 缓消癥块胎可安 **寿胎丸** 菟丝四两壮胎气， 续断寄生二两胶； 食少炒术脂地补， 气虚下陷参芪调
处方	桂枝 10g、茯苓 10g、牡丹皮 10g、桃仁 10g、赤芍 10g、菟丝子 20g、桑寄生 10g、川续断 10g、阿胶（烊化）10g。 7 剂，水煎服，每次 300ml，早、晚温服
方解	桂枝温通血脉，以行瘀滞，桃仁、牡丹皮、赤芍活血散瘀、凉血，退瘀久之热，茯苓渗湿祛痰，以助消癥；菟丝子补肾益精，肾旺自能荫胎；桑寄生、续断补肝肾，固冲任，使胎气强壮；阿胶滋养阴血，使冲任血旺，则胎气自固。两方合用，共奏补肾安胎之功

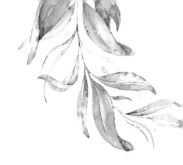

第
四
节

滑胎

| 滑 胎 | 堕胎、小产连续发生 3 次或以上者，称为"滑胎"，特点为如期而堕，亦称数堕胎 |

01 肾气亏虚——舌根胖大

| 主症 | 屡孕屡堕，如期而堕，且连续 3 次以上，头晕耳鸣、腰膝酸软、大便溏薄、小便清长、夜尿多 |

舌象分析

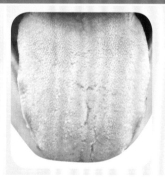

| 上焦 | ❶ 头晕、乏力——舌尖胖、质淡，为气血不足，清窍失养。
❷ 口中干涩——舌尖部有裂纹，为气血津液不足，无以荣养口咽。 |

中焦	❸ 胃胀、纳差——舌中部为脾胃区，质胖，为脾虚湿盛。 ❹ 胁胀满——舌两边为肝胆，舌质胖大，有齿痕，为湿阻肝胆，气机不利。
下焦	❺ 腰膝酸软——舌根胖大，为肾阳不足。 ❻ 双下肢沉重、怕冷——舌根胖大，为肾阳不足，下焦寒湿
治则	补肾健脾，调理冲任
方药	补肾固冲丸加减
方歌	**补肾固冲丸** 补肾固冲鹿角霜，归地胶杞补血良； 参术砂枣益脾胃，菟续巴杜固胎强
处方	菟丝子 20 克，川续断 20 克，炒白术 20 克，鹿角霜 10 克，巴戟天 10 克，枸杞子 10 克，熟地黄 20 克，砂仁（后下）5 克，党参 10 克，阿胶（烊化）10 克，杜仲 10 克，当归 10 克，大枣 5 个。7 剂，水煎服，每次 300ml，早、晚温服
方解	巴戟天、川续断、鹿角霜，温补肾阳，填精补髓；熟地黄、枸杞子、白术滋阴益肾，养肝补脾。党参、砂仁益气健脾，芳香化湿。佐以菟丝子补阳益阴，固精缩尿；杜仲补益肝肾，强筋壮骨；当归、阿胶、大枣补血。诸药配合，温肾化气，固冲安胎

02 气血两虚——舌质淡白

主症	屡孕屡堕，如期而堕，且连续 3 次以上。头晕眼花、心悸气短、神疲乏力，面、唇、舌、爪甲淡白

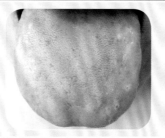

上焦	❶ 头晕、乏力——舌尖凹陷，舌尖胖、质淡，为气血不足，清窍失养。 ❷ 颈椎不好——舌尖中部凹陷，为营卫不和。 ❸ 乳腺增生——舌尖中部偏右侧凸起，为增生标志。
中焦	❹ 胃胀、纳差——舌中部为脾胃区，质胖，为脾虚湿盛。 ❺ 胁胀满——舌两边为肝胆，质胖大，为湿阻肝胆，气机不利。
下焦	❻ 腰膝酸软——舌根胖大，为肾阳不足。 ❼ 双下肢沉重、怕冷——舌根胖大，为肾阳不足，下焦寒湿
治则	益气养血，固冲安胎
方药	泰山磐石散加减
方歌	**泰山磐石散** 泰山磐石八珍全，去茯加芪芩断联； 再益砂仁与糯米，妇人胎动可安痊
处方	党参、黄芪各 10g、炒白术、炙甘草各 5g、当归 10g、川芎、白芍、熟地黄各 10g、续断 10~15g、糯米 10g、黄芩 10g、砂仁（后下）5~10g。 7 剂，水煎服，每次 300ml，早、晚温服
方解	党参、黄芪、白术、炙甘草，益气健脾以固胎元；当归、熟地黄、白芍、川芎，补血调血以养胎元；续断合熟地黄益肝肾而保胎元；砂仁调气安胎；糯米补脾养胃，黄芩与白术合用有安胎之功。诸药配合，使气血调和，冲任得固，自无堕胎之患

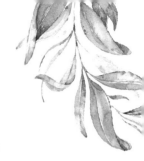

第五节

堕胎、小产

堕胎：妊娠 12 周内，胚胎自然殒堕者，即胎儿未成形而堕出者。

小产：妊娠 12~28 周内，胎儿已成形而自然殒堕者。

01 气血虚弱——舌质淡白

主症	胎儿存活，腹形明显小于妊娠月份，头晕眼花、心悸怔忡，面、唇、舌、爪甲淡白

舌象分析

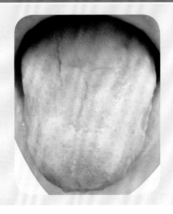

上焦	❶ 头晕——舌尖前部胖大,为气血不足,清窍失养。 ❷ 乳腺增生——舌尖两侧凸起,为增生标志。 ❸ 健忘——舌尖质淡,为气血化源不足,脑髓空虚。
中焦	❹ 胃胀——舌中部胖大、质淡,为脾胃虚弱。 ❺ 倦怠乏力——舌中部胖大、质淡,为脾胃亏虚,气血化源不足。
下焦	❻ 腰膝酸软——舌根胖大,为肾阳不足。 ❼ 双下肢沉重——舌根胖大、质淡,为肾阳不足,气血无以濡养。 ❽ 月经平时量少、色淡——舌根胖大、色淡,为肾阳不足,精血亏虚,脾胃化源不足
治则	补血益气养胎
方药	胎元饮加减
方歌	<center>胎元饮</center> <center>景岳全书胎元饮,八珍去芎与茯苓;</center> <center>加入陈皮杜仲炭,补血益气安胎灵</center>
处方	党参 10g、当归 10g、杜仲炭 10~15g、白芍 10g、熟地黄 10~15g、炒白术 20g、炙甘草 10g、陈皮 10g。 7 剂,水煎服,每次 300ml,早、晚温服
方解	党参大补元气,炙甘草、白术益气养脾;白芍、当归、熟地黄滋阴补血;杜仲炭固肾安胎,陈皮理气调中,使熟地黄补而不腻。全方配伍,有补气养血、固肾安胎之功

02 气虚血瘀——舌质淡暗

主症	胎儿未成形而堕出,小腹坠胀疼痛,或胎块堕出,头晕眼花、心悸怔忡

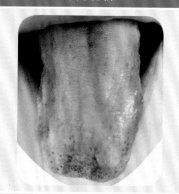

上焦	❶ 头晕眼花——舌尖前部胖大，为气血不足，清窍失养。
	❷ 乳腺增生——舌尖两侧凸起，为增生标志。
	❸ 心悸——舌尖胖、质暗，为心气不足，心血瘀滞。
中焦	❹ 胃胀——舌中部胖大、质淡，为脾胃虚弱。
	❺ 倦怠乏力——舌中部胖大、质淡，为脾胃亏虚，气血化源不足。
下焦	❻ 腰膝酸软——舌根胖大，为肾阳不足。
	❼ 双下肢沉重——舌根胖大、质淡，为肾阳不足，气血无以濡养。
	❽ 小腹坠胀、冷痛——舌根胖大、色淡，为肾阳不足，舌两边质胖、色暗，为气虚血瘀，阻于胞宫
治则	益气活血，养血止血
方药	生化汤加党参、黄芪
方歌	生化汤 生化汤是产后方，归芎桃草酒炮姜； 消瘀活血功偏擅，止痛温经效亦彰
处方	党参 10~30g，黄芪 10~60g，当归 10~15g、川芎 5g、桃仁 10g、干姜或炮姜 10g、炙甘草 10g。 7 剂，水煎服，每次 300ml，早、晚温服

| 方解 | 党参、黄芪益气健脾，以资气血生化之源，同时助血运行。当归，补血活血，祛瘀生新，川芎行血中之气，桃仁活血祛瘀；炮姜入血散寒，温里定痛，炙甘草调和诸药。全方合用具有益气活血祛瘀之效。 |

目前认为，在孕初期（怀孕前 3 个月），因胎儿发育尚未成形，比较脆弱，在孕晚期（怀孕 9 个月之后），因胎儿入盆、胎盘位置低，须禁止同房（往往在同房的时候容易引发宫缩），而孕中期（怀孕 3~9 个月）则相对安全，所以，并不是一味地"禁房事"，值得注意。

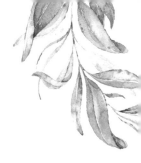

胎死不下

| 胎死不下 | 胎儿死于母腹中，历时日久，不能自行产出者，又称胎死不能出。产时或临产，死胎羁留过久，易导致 DIC（弥漫性血管内凝血） |

01 气血虚弱——舌质淡白

| 主症 | 胎死母腹，胎动停止，阴道流出少量淡红色液体，小腹隐隐作痛，食欲不振、心悸气短、精神倦怠，面、唇、舌、爪甲淡白 |

舌象分析

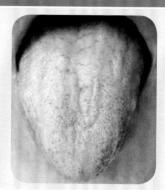

上焦	❶ 头晕——舌尖胖大，为气血不足，清窍失养。
	❷ 健忘——舌尖胖大、质淡，为气血不足，脑髓空虚。
中焦	❸ 胃胀——舌中部胖大，为脾胃虚弱，运化无力。
	❹ 倦怠乏力——舌中部胖大，为脾胃亏虚，气血生化不足，则四肢无力。
下焦	❺ 腰膝酸软——舌根胖大，为肾阳不足。
	❻ 双下肢沉重——舌根胖大，为肾阳不足，水湿较重。
	❼ 小腹隐痛——舌根胖大、色淡，为肾阳不足，气血亏虚，胞宫失养
治则	补益气血，活血下胎
方药	救母丹加减
方歌	**救母丹** 救母丹中赤石脂，恶血能化益母施； 人参芎归炒芥穗，催送死胎用之服
处方	当归 15g、川芎 10g、党参 10~20g、荆芥穗 5g、益母草 10~15g、赤石脂 10g。 7 剂，水煎服，每次 300ml，早、晚温服
方解	党参大补元气，气足则以助下胎之力；当归、川芎、益母草养血活血，以濡润产道，使胎滑易产；荆芥穗、赤石脂引血归经以止血，使胎下而不致流血过多。全方有补气血、下死胎之效

02　气滞血瘀——舌质紫暗

主症	胎动停止，阴道流出液体，色紫黑夹块，疼痛拒按，唇、舌、面青紫，口气恶臭

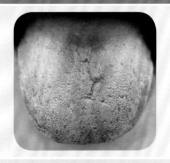

上焦	❶ 头晕——舌尖胖大，为气血不足，清窍失养。
	❷ 咽部不适——舌尖中部凹陷，为肺气不足，咽喉不利。
	❸ 心烦易怒、眠差、多梦——舌尖瘀点，为血瘀阻滞，心气不足，同时兼有心血瘀阻，心神失养。
	❹ 胸闷、气短、乏力、没劲儿——舌尖胖大，为心气不足。
	❺ 乳腺增生——舌尖两侧凸起，为增生标志。
中焦	❻ 胁肋胀闷——舌两侧胖大，为湿邪阻滞肝胆，气机升降出入不畅，络脉不通。
	❼ 胃胀、纳差——舌中胖大，为脾胃虚弱，湿阻气机。
下焦	❽ 腰酸、腿沉、腿凉——舌根胖大，为肾气不足，肾阳虚弱。
	❾ 白带多，经行少腹疼痛——舌根胖大，苔白腻，为下焦湿浊，肾阳不足，水湿外渗于胞宫；舌两侧如果出现瘀点，多见瘀阻胞宫，经期疼痛
治则	理气行血，祛瘀下胎
方药	脱花煎加减
方歌	*脱花煎* 脱花煎用川芎归，车前牛膝与肉桂； 胎死红花芒硝入，催产见红察安危

处方	当归 10~30g、肉桂 3~5g、川芎 10g、牛膝 10g、车前子 10g、红花 10g、芒硝（冲）10g。 7 剂，水煎服，每次 300ml，早、晚温服
方解	当归、川芎、红花活血祛瘀，催生下胎；肉桂温通血脉，增强行血之功；牛膝活血行血、引血下行；车前子、芒硝滑利泄降。全方有活血化瘀、祛瘀下胎之功效

03 湿浊瘀阻——舌胖苔腻

主症	胎动停止，小腹冷痛，阴道流出黏腻黄液，胸腹满闷，精神疲倦，口出秽气，神疲嗜睡

舌象分析

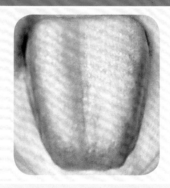

上焦	❶ 头晕、健忘——舌尖胖大，为心肺气虚，且兼有湿浊上泛清窍，清窍失养。
	❷ 慢性咽炎——舌尖中部凹陷、胖大，为肺气不足，痰浊凝聚于咽部。
	❸ 颈椎不好——舌尖中部凹陷，为颈部不适表现。
	❹ 胸闷、气短——舌尖胖大，为心肺气虚，气血不足。
	❺ 乳腺增生——舌尖两侧凸起，为增生迹象。

中焦	⑥ 胃胀、胃凉、纳差、喜热饮——舌中部为脾胃区，脾胃区中部两边凸起，而正中部位凹陷，为肝郁脾虚、湿阻中焦的舌象，脾胃气机升降出入多停滞，胃多寒。 ⑦ 胁肋胀痛——舌两侧有齿痕，为肝胆寒滞，或者称为肝寒湿滞，多见肝气郁滞，病人往往是爱生闷气而发。
下焦	⑧ 腰酸、腿沉、腿凉——舌根胖大，苔腻，为下焦寒湿，肾阳不足，寒凝经脉。 ⑨ 平素白带多，经行少腹冷痛——舌根胖大，为下焦寒湿，胞宫寒凝不通
治则	健脾燥湿，活血下胎
方药	平胃散加芒硝
方歌	平胃散 平胃散用苍术朴，陈皮炙草四般施； 除湿散满驱瘴岚，调胃诸方以此扩
处方	苍术 20g、厚朴 10g、陈皮 10g、炙甘草 10g、生姜 5g、大枣 5g、芒硝（冲服）5g。 7 剂，水煎服，每次 300ml，早、晚温服
方解	苍术燥湿健脾为君药，厚朴除湿散满为臣药，陈皮理气化痰为佐药，炙甘草、生姜、大枣调和脾胃为使药，芒硝攻积、软坚，死胎自然而下

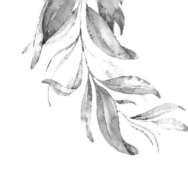

第七节

胎萎不长

胎萎不长	妊娠四五个月后，孕妇腹形明显小于相应妊娠月份，胎儿存活而生长迟缓者，称为"胎萎不长"，亦称"胎不长""妊娠胎萎燥"

01 脾肾不足——舌中后胖

主症	胎儿存活，腹形明显小于妊娠月份，手足不温、腰膝酸软、大便溏薄、形寒畏冷

舌象分析

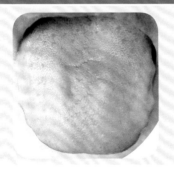

上焦	❶ 头晕——舌尖胖、质淡，为气血不足，清窍失养。
	❷ 胸闷、气短——舌尖中部两侧胖大，为心肺气血不足，兼有湿邪阻滞，气机不利。
中焦	❸ 胃胀、纳差——舌中部为脾胃区，质胖，为脾虚湿盛。
	❹ 胁胀满——舌两边为肝胆，舌质胖大，有齿痕，为湿阻肝胆，气机不利。
下焦	❺ 腰膝酸软——舌根胖大，为肾阳不足。
	❻ 双下肢沉重、怕冷——舌根胖大，为肾阳不足，下焦寒湿
治则	补脾益肾，养胎长胎
方药	寿胎丸合四君子汤
方歌	寿胎丸 菟丝四两壮胎气， 续断寄生二两胶； 食少炒术脂地补， 气虚下陷参芪调	四君子汤 《局方》中和义， 参术茯苓炙草比； 益以夏陈名六君， 祛痰补气阳虚饵
处方	菟丝子 20g、桑寄生 20g、川续断 20g、阿胶（烊化）10g、党参 10g、炒白术 30g、茯苓 30g、炙甘草 10g。 7 剂，水煎服，每次 300ml，早、晚温服
方解	菟丝子补肾益精，肾旺自能荫胎；桑寄生、续断补肝肾，固冲任，使胎气强壮；阿胶滋养阴血，使冲任血旺，则胎气自固。加四君子汤，其中党参健脾益气，茯苓、白术健脾利湿，炙甘草益气和中。此四味药补气健脾，与寿胎丸共奏补脾益肾、养胎安胎之功

02 血寒宫冷——舌质淡白

主症	胎儿存活，腹形明显小于妊娠月份，形寒怕冷，腰腹冷痛，四肢不温

舌象分析

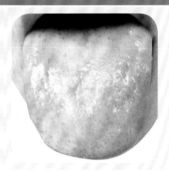

上焦	❶ 头晕——舌尖胖、质淡，为气血不足，清窍失养。
	❷ 胸闷、气短——舌尖中部两侧胖大，为心肺气血不足，兼有湿邪阻滞，气机不利。

中焦	❸ 胃胀、纳差——舌中部为脾胃区，质胖，为脾胃虚弱。
	❹ 胁胀满——舌两边为肝胆，舌两侧胖大，略有齿痕，为湿阻肝胆，气机不利。

下焦	❺ 腰膝酸软——舌根胖大，为肾阳不足。
	❻ 双下肢沉重、怕冷——舌根胖大，为肾阳不足，下焦寒湿。
	❼ 平素痛经——舌根胖大、色淡，为肾阳不足，不能温煦子宫，可见痛经，血块较多

治则	温肾扶阳，养血育胎

方药	长胎白术散加巴戟天、艾叶

长胎白术散

方歌	长胎白术牡蛎苓，芎地川椒阿胶寻； 养血温宫孕中施，胎萎不长此方灵
处方	炒白术 10~15g、牡蛎 15~30g、茯苓 10~30g、川芎 10g、生地黄 10~15g、川椒 10g、阿胶（烊化）10g、巴戟天 10g、艾叶 5g。 7 剂，水煎服，每次 300ml，早、晚温服
方解	白术、茯苓益气健脾，利水安胎；川芎活血止痛；生地黄凉血养阴；阿胶补血止血；牡蛎镇静安神，收敛固涩；川椒温中止痛；巴戟天、艾叶温肾助阳

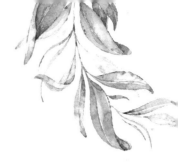

第
八
节

子肿

子肿	妊娠中、晚期，肢体面目发生肿胀者，称为"子肿"，亦称"妊娠肿胀"

01 脾虚——舌质淡白

主症	怀孕数月，面浮肢肿，甚则遍及全身，皮薄光亮，按之凹陷不起，四肢不温、神疲肢倦、腹胀纳呆、面浮肢肿、大便溏薄、小便短少

舌象分析

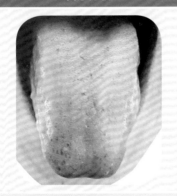

上焦	❶ 头晕——舌尖胖、质淡，为气血不足，清窍失养。
	❷ 颈椎不好——舌尖中部凹陷，为营卫不和。
	❸ 慢性咽炎——舌尖中部凹陷，为肺气不足，咽喉不利。

中焦	④ 胃胀、纳差——舌中部为脾胃区，质胖，为脾虚湿盛。 ⑤ 胁胀满——舌两边为肝胆，舌质胖大，有齿痕，为湿阻肝胆，气机不利。 ⑥ 腹胀或腹泻——舌中胖大，为脾阳不足，水湿泛滥。
下焦	⑦ 腰膝酸软——舌根胖大，为肾阳不足。 ⑧ 双下肢沉重、怕冷——舌根胖大，为肾阳不足，下焦寒湿
治则	健脾利水，养血安胎
方药	全生白术散加砂仁
方歌	**全生白术散** 全生指迷白术散，苓腹姜橘四皮掺； 妊娠浮肿因气虚，健脾利水功效赞
处方	炒白术 10~15g、茯苓皮 10~30g、大腹皮 10g、生姜皮 10g、陈皮 10g、砂仁（后下）10g。 7 剂，水煎服，每次 300ml，早、晚温服
方解	白术、茯苓皮健脾除湿行水；生姜皮温中理气化饮；大腹皮下气宽中行水；陈皮理气和中；砂仁化湿行气。全方有健脾除湿、行水消肿之效

02 肾虚——舌根胖大

主症	妊娠数月，面浮肢肿，下肢尤甚，皮薄光亮，按之没指，头晕耳鸣，腰膝酸软，下肢逆冷，心悸，气短，小便不利或尿频

舌象分析

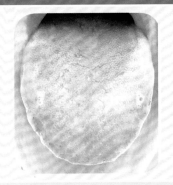

上焦	❶ 头晕、健忘——舌尖胖大，为气血不足，清窍失养。 ❷ 乳腺增生——舌尖两侧凸起，为增生标志。 ❸ 慢性咽炎——舌尖中部凹陷，为肺气不足，咽喉不利。
中焦	❹ 胃胀——舌中凹陷、胖大，为脾胃虚弱，运化无力。 ❺ 困重犯懒——舌边胖大，略有齿痕，为湿邪困阻，气机不利。 ❻ 大便不成形——舌中后部胖大，为胃肠虚弱。 ❼ 胁胀——舌两侧有齿痕，为肝气郁结，湿邪停滞。
下焦	❽ 腰膝酸软、腿沉腿凉——舌根胖大，为肾阳不足，寒凝经脉。 ❾ 尿频——舌根胖大，为肾阳虚弱，水湿泛滥，膀胱失约
治则	温阳补肾，化气行水
方药	真武汤

真武汤

方歌	真武汤壮肾中阳，术芍茯苓附生姜； 少阴腹痛有水气，悸眩瞤睨保安康
处方	茯苓 20g、白芍 10g、生姜 15g、炒白术 20g、制附子（先煎）10g。 7 剂，水煎服，每次 300ml，早、晚温服

方解	附子辛、甘，性热，为君药，用之温肾助阳，化气行水，兼暖脾土，以温运水湿。臣以茯苓利水渗湿，使水邪从小便而去；白术健脾燥湿。佐以生姜之温散，既助附子温阳散寒，又合茯苓、白术宣散水湿。白芍亦为佐药，其义有四：一者利小便以行水气，《神农本草经》言其能"利小便"，《名医别录》亦谓之"去水气，利膀胱"；二者柔肝缓急以止腹痛；三者敛阴舒筋以解筋肉𥆧动；四者可防止附子燥热伤阴，以利于久服缓治

03 气滞——边薄中厚

主症	妊娠三四月，先由脚渐至腿，全身肿胀，肿处不变，随按随起，头晕胀痛，胸胁、乳房胀满

舌象分析

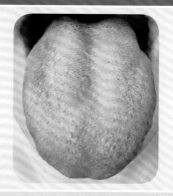

上焦	❶ 头晕——舌尖胖大，为气血不足，清窍失养。 ❷ 乳腺增生——舌尖中部两侧略隆起，为乳腺增生标志。
中焦	❸ 情绪不佳，容易生闷气——舌边淡红，与舌中呈凹凸不平，为肝胆疏泄不利。 ❹ 胃胀、纳差——舌中部凹陷，为脾胃虚弱，中焦气机运行不畅。

下焦	❺ 腰酸、腿沉、腿凉——舌根凹陷，多为肾阳不足，湿邪闭阻经脉。 ❻ 下肢浮肿——舌根胖大，为肾阳不足，水湿外渗
治则	理气行滞，除湿消肿
方药	天仙藤散加减
方歌	<div align="center">天仙藤散</div> <div align="center">天仙藤散陈木瓜，香附姜草乌苏佳； 理气行滞兼利湿，子肿气滞效堪夸</div>
处方	天仙藤 10g、香附 10g、陈皮 10g、炙甘草 10g、乌药 10g、生姜 10g、木瓜 10g、紫苏叶 10g。 7 剂，水煎服，每次 300ml，早、晚温服
方解	天仙藤、香附理气行滞；陈皮、生姜温中行气；紫苏叶宣上焦之滞气、理中焦气滞；乌药开下焦之郁滞；木瓜行气除湿，舒筋活络；炙甘草调和诸药。全方共奏理气行滞、化湿消肿之功效

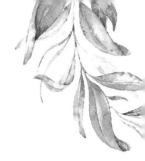

第
九
节

胎水肿满

胎水肿满	妊娠五六个月后，出现胎水过多，腹大异常，胸膈胀满，甚或遍身俱肿，喘不得卧者，称为"胎水肿满"，亦称"子满"

01 脾虚——舌胖苔白

主症	妊娠中、晚期，羊水过多，腹大异常，皮薄光亮，按之凹陷不起，脉沉滑无力

舌象分析

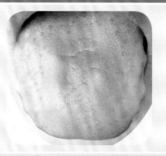

上焦	❶ 头晕——舌尖胖、质淡，为气血不足，清窍失养。 ❷ 胸闷、气短——舌尖中部两侧胖大，为心肺气血不足，兼有湿邪阻滞，气机不利。

中焦	❸ 胃胀、纳差——舌中部为脾胃区，舌中胖大、质淡，为脾胃虚弱。 ❹ 胁胀满——舌两边为肝胆，舌质胖大，有齿痕，为湿阻肝胆，气机不利。
下焦	❺ 腰膝酸软——舌根胖大，为肾阳不足。 ❻ 双下肢沉重、怕冷——舌根胖大，为肾阳不足，下焦寒湿
治则	健脾利水，养血安胎
方药	鲤鱼汤加减
方歌	**鲤鱼汤** 一尾鱼鲤千金方，白术茯苓配生姜； 归芍二味能养血，水行消满胎不伤
处方	鲤鱼1 000g、炒白术15g、生姜10g、白芍10g、当归10g、茯苓12g。7剂，每次熬汤喝
方解	鲤鱼善行胞中之水而消肿；白术、茯苓、生姜，健脾、理气、渗湿以行水；当归、白芍养血安胎，使水行而不伤胎

02 气滞湿郁——边薄中胖

主症	妊娠中、晚期，腹大异常，胸膈胀满，甚则喘不得卧，肢体肿胀，皮色不变，按之凹陷

舌象分析

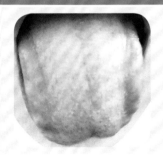

上焦	❶ 头晕——舌尖胖、质淡，为气血不足，清窍失养。 ❷ 颈椎不好——舌尖中部凹陷，为营卫不和。 ❸ 慢性咽炎——舌尖中部凹陷，为肺气不足，咽喉不利。 ❹ 乳腺增生——舌尖中部两侧凸起，为增生标志。
中焦	❺ 胃胀、纳差——舌中部为脾胃区，质胖，为脾虚湿盛。 ❻ 胁胀满——舌两边为肝胆，舌质胖大，有齿痕，为湿阻肝胆，气机不利。
下焦	❼ 腰膝酸软——舌根胖大，为肾阳不足。 ❽ 双下肢沉重、怕冷——舌根胖大，为肾阳不足，下焦寒湿
治则	理气行滞，祛水除湿
方药	茯苓导水汤
方歌	**茯苓导水汤** 气胀茯苓导水汤，四苓三皮二木香； 苏叶砂仁醒脾胃，治降碍胎去槟榔
处方	茯苓 20g、槟榔 10g、猪苓 10g、砂仁（后下）10g、木香 10g、陈皮 10g、泽泻 10g、炒白术 20g、木瓜 10g、大腹皮 10g、桑白皮 10g、紫苏叶 10g。 7 剂，水煎服，每次 300ml，早、晚温服
方解	本方主治之水肿为内外俱实、证情较甚者。方中紫苏叶、桑白皮、木瓜、陈皮、大腹皮、茯苓行在表之湿；槟榔、猪苓、白术、泽泻、木香、砂仁行在里之水。诸药合用，既治表，又治里，内外分消，水肿自除

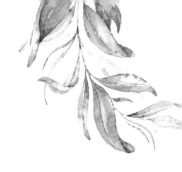

第
十
节

子晕

子晕	妊娠中、晚期，出现头晕目眩，或面浮肢肿，甚者昏仆欲厥者，称为"子晕"，亦称"妊娠眩晕"

01 阴虚肝旺——舌红无苔

主症	妊娠中、晚期，两颧红赤、手足心热、口干咽燥、头晕目眩、视物模糊

舌象分析

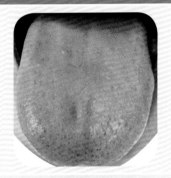

上焦	① 心烦——舌尖红，为热扰心神。
	② 失眠——舌尖红，为热扰心神，心神不宁。
	③ 咽干、口干——舌尖质红，为热灼津伤。

中焦	④ 胃灼热（烧心）——舌中质红，为虚火灼伤胃络。 ⑤ 干呕——舌中质红，为热灼津伤。 ⑥ 两胁胀满——舌两边红，为阴火旺盛伤及肝络，络脉不和。
下焦	⑦ 大便干燥——舌根质红，为虚火伤阴，大肠津亏。 ⑧ 腰膝酸软，五心烦热，潮热盗汗——舌根质红，为阴虚火旺、火热内郁所致
治则	育阴潜阳
方药	杞菊地黄丸加龟甲、天麻、石决明、钩藤、白蒺藜

杞菊地黄丸

方歌	六味地黄益肾肝，山药丹泽萸苓掺； 养阴明目加杞菊，滋阴都气五味研
处方	枸杞子 15g、菊花 15g、熟地黄 24g、山茱萸 12g、山药 12g、 牡丹皮 9g、泽泻 9g、茯苓 15g、龟甲（先煎）20g、天麻 10g、 石决明（先煎）20g、钩藤（后下）10g、白蒺藜 10g。 7 剂，水煎服，每次 300ml，早、晚温服
方解	熟地黄甘补微温，善滋阴养血、益肾填精，为补肝肾、益精血之要药，故重用为君药。龟甲合熟地黄加强滋阴益肾功效；酒山茱萸酸甘微温补敛，善补益肝肾；山药甘补涩敛性平，善养阴益气、补脾肺肾，为平补气阴之要药；枸杞子甘润而平，善补肝肾而益精明目；菊花甘苦微寒，善疏风清热、平肝明目；天麻、石决明、钩藤、白蒺藜，清肝明目；诸药相合，既助君、臣药滋肾养肝，又疏风泄火明目，故共为臣药。牡丹皮辛散苦泄微寒，善清热凉血、退虚热，制山茱萸之温涩；茯苓甘补淡渗性平，善健脾、渗利水湿，助山药健脾益肾而不留湿；泽泻甘淡渗利性寒，善泄相火、渗利湿浊，防熟地黄滋腻生湿；三药相合，既泄肝肾之火，以免肝肾之阴被灼，又健脾渗湿，以免君、臣药之腻滞，故共为佐药

02　脾虚肝旺——边红质胖

主症	妊娠中、晚期，头晕目眩，视物昏花，甚则突然晕倒，胸胁、乳房胀满，胸闷呕恶，神疲肢倦

舌象分析

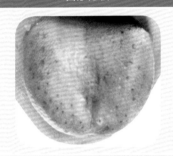

上焦	❶ 头晕——舌尖胖大，为气血不足，清窍失养。 ❷ 心烦——舌尖红点，为火热扰心。 ❸ 慢性咽炎——舌尖凹陷，为肺气不足，咽喉不利。 ❹ 颈椎不好——舌尖可见凹陷，为营卫不和。
中焦	❺ 胃胀、胃凉、食欲不振——舌中凹陷、苔略腻，为中焦虚寒，脾升胃降功能异常。 ❻ 胁胀——舌两边有红点且胖大，为肝胆湿热，气机不畅。
下焦	❼ 腰膝酸软、腿沉腿凉——舌根淡、胖大，为肾阳不足，寒凝经脉。 ❽ 白带多——舌根淡、胖大，为肾气不足，气虚不能固摄
治则	健脾化湿，平肝潜阳
方药	半夏白术天麻汤加减
方歌	**半夏白术天麻汤** 半夏白术天麻汤，苓甘大枣橘红姜； 眩晕欲仆需煎服，热盛阴亏切莫尝

处方	半夏 9g、天麻 10g、炒白术 20g、茯苓 20g、橘红 10g、炙甘草 5g、生姜 5g、大枣 5g。 7 剂，水煎服，每次 300ml，早、晚温服
方解	半夏燥湿化痰，降逆止呕；天麻平肝息风而止头眩，两者合用，为治风痰眩晕、头痛之要药。李东垣在《脾胃论》中说："此头痛苦甚，谓之足太阴痰厥头痛，非半夏不能疗。眼黑头旋，风虚内作，非天麻不能除⋯⋯"故以两味为君药。以白术、茯苓为臣，健脾祛湿，能治生痰之源。佐以橘红理气化痰，俾气顺则痰消。使以炙甘草和中调药；煎加生姜、大枣调和脾胃，生姜兼制半夏之毒

03 气血虚弱——舌质淡白

主症	妊娠中、晚期，头晕目眩、眼花，心悸怔忡，失眠多梦，神疲肢倦，气短懒言，面色苍白

舌象分析

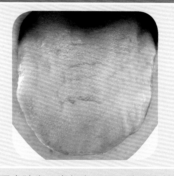

上焦	❶ 头晕——舌尖胖大，为气血不足，清窍失养。 ❷ 乳腺增生——舌尖两侧凸起，为增生标志。 ❸ 健忘——舌尖胖大、质淡，为气血化源不足，脑髓空虚。

中焦	④ 胃胀——舌中部胖大，为脾胃虚弱，运化无力。 ⑤ 倦怠乏力——舌中胖大，为脾胃亏虚，气血化源不足，不能濡养四肢。
下焦	⑥ 腰膝酸软——舌根胖大，为肾阳不足。 ⑦ 双下肢沉重——舌根胖大，为肾阳不足，寒凝经脉。 ⑧ 月经平时量少、色淡——舌根胖大、色淡，为肾阳不足、气血不足，胞宫失养
治则	调补气血
方药	八珍汤加何首乌、钩藤、石决明

八珍汤

方歌	<div align="center">气血双补八珍汤，四君四物合成方； 煎加姜枣调营卫，气血亏虚服之康</div>
处方	当归 10g、川芎 10g、白芍 10g、熟地黄 15g、党参 10g、炒白术 10g、茯苓 20g、炙甘草 5g、何首乌 5g、钩藤 10g、石决明（先煎）10g、生姜 3 片、大枣 5 枚。 7 剂，水煎服，每次 300ml，早、晚温服
方解	党参与熟地黄相配，益气养血，共为君药。白术、茯苓健脾渗湿，助党参、生姜、大枣益气补脾；当归、白芍养血和营，助熟地黄滋养心肝，均为臣药。川芎为佐，活血行气，使熟地黄、当归、白芍补而不滞。何首乌助熟地黄补益肝肾，钩藤、石决明清肝醒神。炙甘草为使，益气和中，调和诸药

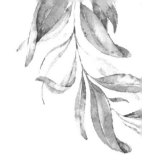

子痫

子痫	妊娠晚期，或临产、新产后，突然昏倒、四肢抽搐、牙关紧闭、颈项强直、两目上视、角弓反张，少顷可醒，醒后复发，甚至昏迷不醒者称为"子痫"，亦称"妊娠痫证"

01 肝风内动——舌边质红

主症	两颧红赤，五心烦热，口干咽燥，失眠多梦，腰膝酸软

舌象分析

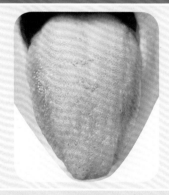

上焦	❶ 头晕——舌尖胖大，为气血亏虚，清窍失养。

中焦	❷ 胃胀、纳差——舌中胖大，为脾胃亏虚，纳运失常。
	❸ 情绪波动大——舌边质红，与脾胃区泾渭分明，为肝胆疏机不利。
	❹ 眼干、眼涩——舌边质红，为肝胆火盛。
下焦	❺ 腰酸腿软——舌根淡、胖大，为肾阳不足。
	❻ 白带多——舌根淡、胖大，为气血不足，不能固摄，水湿外渗
治则	滋阴潜阳，平肝息风
方药	羚角钩藤汤加减

羚角钩藤汤

| 方歌 | 俞氏羚角钩藤汤，桑菊茯神鲜地黄； |
| | 贝草竹茹同白芍，肝热生风急煎尝 |

| 处方 | 羚羊角粉（冲）0.6~1.2g、钩藤（后下）9~12g、桑叶 6g、菊花 9g、生地黄 15g、白芍 9g、川贝母 6g、竹茹 15g、茯神 10g、生甘草 3g。 |
| | 7 剂，水煎服，每次 300ml，早、晚温服 |

| 方解 | 羚羊角，清泄肝热、息风止痉之效颇佳，钩藤清热平肝，息风止痉，两药相合，凉肝息风，共为君药。桑叶、菊花辛凉疏泄，清热平肝息风，以加强凉肝息风之效，用为臣药。《神农本草经疏》曰："菊花……专制风木，故为去风之要药。"热极动风，风火相煽，最易耗阴劫液，故用生地黄、白芍、生甘草三味相配，酸甘化阴，滋阴增液，柔肝舒筋，上述药物与羚羊角、钩藤等清热凉肝息风药并用，标本兼顾，可以加强息风解痉之功；邪热亢盛，每易灼津成痰，故用川贝母、鲜竹茹以清热化痰；热扰心神，又以茯神平肝、宁心、安神，以上俱为佐药。生甘草调和诸药，又为使药。本方的配伍特点是以凉肝息风药为主，配伍滋阴化痰、安神之品，故为凉肝息风的代表方剂 |

02 痰火上扰——舌胖苔黄

主症	产后晕倒，口流涎沫，面浮肢肿，息粗痰鸣

舌象分析

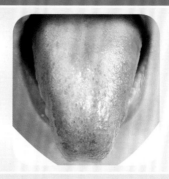

上焦	❶ 头晕——舌尖胖大、略红，为热扰清窍，舌尖越红，头部的感觉会从头晕到头胀，再到头痛，是火的程度在头部的不同表现。 ❷ 颈椎不好——舌尖中部凹陷，为营卫不和。 ❸ 心烦——舌尖略红，为热扰心神。
中焦	❹ 胃胀、反酸、口水多——舌中胖大、苔腻，为湿热中阻，运化无力，胃失和降。 ❺ 急躁易怒——舌两边略红、质胖，为肝胆湿热。
下焦	❻ 腰膝酸软——舌根胖大，为肾阳不足。 ❼ 白带多，可夹有黄带，外阴瘙痒——舌根胖大、质红，兼有黄苔，为下焦湿热
治则	清热开窍，豁痰息风
方药	牛黄清心丸加竹沥
方歌	**牛黄清心丸** 牛黄清心朱芩连，栀沥郁金蜜和圆； 清热解毒又开窍，中风惊厥急救先

处方	黄连 6g、黄芩 9g、栀子 9g、郁金 6g、竹沥 10g。 7 剂，水煎后，晾凉，朱砂 0.1g、牛黄 0.3g 冲服，每次 300ml，早、晚服
方解	牛黄芳香，气清之品，轻灵之物，直入心胞，辟邪而解秽。然温邪内陷之证，必有黏腻秽浊之气，留恋于膈间，故以郁金芳香辛苦，散气行血，直达病所，竹沥滑痰利窍降火；黄芩、黄连苦寒性燥，祛逐上焦之湿热；栀子清上而导下，以除不尽之邪；朱砂色赤气寒，内含真汞，清心热，护心阴，安神明，镇君主，辟邪解毒。全方合用，共奏清热开窍、豁痰息风的作用。

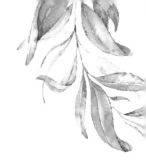

子淋

子淋	妊娠期间出现尿频、尿急、淋漓涩痛等症状者，称为"子淋"，亦称"妊娠小便淋痛"

01 阴虚津亏——舌红少苔

主症	妊娠期间出现尿频、尿急、尿痛，量少色黄，两颧红赤、五心烦热、口干咽燥、失眠多梦、大便干结

舌象分析

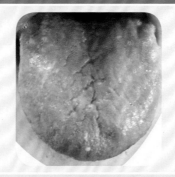

上焦	❶ 头晕——舌尖胖大，为气血不足，清窍失养。 ❷ 慢性咽炎——舌尖中部凹陷，为津液不足。 ❸ 口干——舌尖裂纹，为热灼津伤。

中焦	④ 消谷善饥——舌中部裂纹，为胃热炽盛，腐熟太过。 ⑤ 情绪不佳——舌两侧与舌中部高低不平，多为肝气疏泄不利。
下焦	⑥ 腰酸腿软——舌根凹陷、苔少，为肾精不足
治则	滋阴清热，润燥通淋
方药	知柏地黄丸加减
方歌	知柏地黄丸 六味地黄益肾肝，山药丹泽萸苓掺； 再加知柏成八味，阴虚火旺可煎尝
处方	熟地黄 24g、山茱萸 12g、山药 12g、牡丹皮 9g、泽泻 9g、茯苓 15g、知母 10g、黄柏 10g。 7 剂，水煎服，每次 300ml，早、晚温服
方解	本方重用熟地黄滋阴补肾、益精填髓，为君药；山茱萸滋肾益肝，山药滋肾补脾，助熟地黄滋补肾阴，知母清虚热、滋肾阴，黄柏清肾中伏火、坚肾阴，助熟地黄以滋阴降火，四药共为臣药；茯苓渗脾湿，泽泻泄肾降浊，牡丹皮清热凉血，三药合用，使补中有泻，补而不腻，共为佐药

02 心火偏亢——舌尖质红

主症	妊娠期间出现尿频、尿急、尿痛，小便淋沥涩痛，量少，色鲜黄，面赤心烦，甚则口舌生疮，舌红欠润

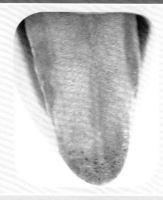

上焦	❶ 头胀——舌尖红，为心火旺盛，热扰清窍。
	❷ 咽干——舌尖红，为热灼津伤。
	❸ 颈椎不好——舌尖凹陷，为颈椎气血运行不畅。
	❹ 失眠多梦——舌尖红，为热扰心神。
	❺ 心烦、口渴——舌尖红，为热扰心神，热灼津伤。
中焦	❻ 胃胀、反酸——舌中凹凸不平，多为肝胆气机不畅，胃肠功能受损，腐熟运化功能减退。
	❼ 急躁易怒——舌两边红，为肝胆火盛。
下焦	❽ 腰膝酸软——舌根略胖大，为肾阳不足。
	❾ 小便涩痛——舌尖红暗，为火热下移。心火旺往往会反映在口腔上，比如口干、口腔溃疡、舌干涩或涩痛，另外，也常见下移于尿道，如小便涩痛
治则	清心泻火，润燥通淋
方药	导赤散加玄参、麦冬
方歌	**导赤散** 导赤生地与木通，草稍竹叶四般功； 口糜淋痛小肠火，引热同归小便中

处方	生地黄 10~20g、木通 3g、竹叶 10g、生甘草梢 10g、玄参 10g、麦冬 10g。 7 剂，水煎服，每次 300ml，早、晚温服
方解	生地黄、玄参甘寒，凉血滋阴降火；木通苦寒，入心与小肠经，上清心经之火，下导小肠之热，两药相配，滋阴制火，利水通淋，共为君药。竹叶甘淡，清心除烦，淡渗利窍，导心火下行，为臣药。生甘草梢清热解毒，尚可直达茎中而止痛，并能调和诸药，还可防木通、生地黄之寒凉伤胃，为方中佐使；麦冬润燥生津，共奏利心火之功

03 湿热下注——舌根黄腻

主症	妊娠期间出现尿频、尿急、尿痛，尿色深黄，艰涩不利，灼热刺痛、口苦咽干、口渴喜冷饮、心烦胸闷、口腻纳呆

舌象分析

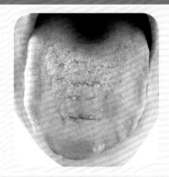

上焦	❶ 头胀——舌尖红，为心火旺盛，热扰清窍。 ❷ 咽干——舌尖红，为热灼津伤。 ❸ 心烦易怒、失眠——舌尖红，为心火旺盛，热扰心神。

中焦	④ 胃胀、反酸——舌中质红、略胖大,苔略腻,为脾胃湿热。 ⑤ 急躁易怒——舌两边红,为肝胆火盛。
下焦	⑥ 腰膝酸软——舌根胖,为肾阳不足。 ⑦ 尿频、尿痛,外阴瘙痒——舌根胖大,舌两边红,兼有白腻苔, 为下焦湿热
治则	清热利湿,润燥通淋
方药	加味五淋散
方歌	**加味五淋散** 加味五淋滑赤苓,草梢归芍地栀芩; 木通泽泻车前子,妊娠热淋此方行
处方	栀子 10g、茯苓 10~20g、当归 10g、白芍 10g、黄芩 5~10g、 生甘草 5g、生地黄 10g、泽泻 10g、车前子 10~20g、木通 3g、 滑石 10~15g。 7 剂,水煎服,每次 300ml,早、晚温服
方解	栀子、黄芩清热泻火;泽泻、木通、滑石、茯苓、车前子渗利湿热 而通淋;白芍、甘草养阴缓急以止淋痛;生地黄、当归凉血补血润 燥而养胎。全方共奏清热利湿、润燥通淋之效。惟滑石滑利较甚, 当归气味俱厚,易动胎气,尚须慎用

第五章

产后病

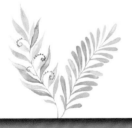

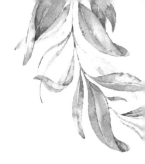

第一节

产后血晕

产后血晕	产妇分娩后，突然头晕眼花，不能坐起，或心胸烦闷、恶心呕吐，痰涌气急，心烦不安，神昏口噤，不省人事者，称为"产后血晕"，亦称"产后血运"

01 血虚气脱——舌质淡白

主症	产时或产后失血过多，突然昏冒，昏不知人，眼闭口开，手撒肢冷，头晕眼花，面色苍白，心悸愦闷，渐及脱证，冷汗淋漓

舌象分析

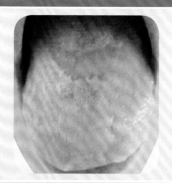

上焦	❶ 头晕、气短、乏力——舌尖胖大，为心气不足，清窍失养。 ❷ 健忘——舌尖胖大、质淡，为气血不足，脑髓空虚。

中焦	❸ 胃胀——舌中胖大，为脾胃虚弱，运化无力。 ❹ 多涎——舌中胖大、质淡，为脾胃虚寒，运化失常，津液寒凝 　　而上逆。
下焦	❺ 腰膝酸软、腿沉腿凉——舌根胖大，为肾阳不足，寒凝经脉
治则	益气固脱
方药	参附汤加减
方歌	<div align="center">参附汤</div><div align="center">参附汤是救脱方，益气固阳效力彰； 肢厥汗出脉欲绝，阳气暴脱急煎尝</div>
处方	人参20g、炮附子（先煎）10g。 1剂，水煎后频频灌服，至起效为佳
方解	人参甘温大补元气；附子大辛大热，温壮元阳。二药相配，共奏回 阳固脱之功

02　瘀阻气闭——舌质紫暗

主症	新产后失血过多，神昏口噤，不省人事，两手紧握，恶露不下或下也 甚少，少腹阵痛拒按或心下满闷，气粗喘满，渐致闭证，恶心呕吐

舌象分析

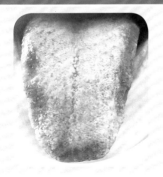

上焦	❶ 头胀痛——舌尖暗红，为瘀阻清窍。 ❷ 口干——舌尖红，为热灼津伤。 ❸ 慢性咽炎——舌尖中部凹陷、质略胖，为肺气不足，咽喉不利。
中焦	❹ 胁肋疼痛——舌边色暗，为肝胆气滞血瘀。 ❺ 胃胀、纳差、胃痛——舌中部凹陷、色暗，为中焦气机运行不畅。
下焦	❻ 经行少腹疼痛、血块多——舌根暗，为瘀阻胞宫。 ❼ 恶漏不下——舌根暗，为瘀阻胞宫
治则	行血逐瘀
方药	黑神散加琥珀
方歌	黑神散 黑神散中熟地黄，归芍甘草桂炮姜； 蒲黄黑豆童便酒，消瘀下胎痛逆忘
处方	熟地黄10g、白芍10g、当归10g、炮姜10g、肉桂10g、蒲黄10g、黑豆10g、炙甘草10g、琥珀粉（冲服）3g。 7剂，水煎服，每次300ml，早、晚温服
方解	本方所治乃妊娠或产后，瘀阻胞宫之证，治宜活血散瘀，下胎止痛。方用蒲黄、黑豆祛瘀行血；肉桂、炮姜辛散温通，热以动血；熟地黄、当归、白芍养血和血，以防逐瘀太过伤及阴血，炙甘草甘缓益气，调和诸药。琥珀散瘀利水通淋。全方配伍，共奏活血散瘀止痛之功

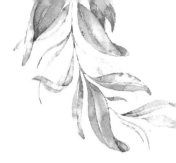

第二节

产后发热

产后发热	产褥期内，出现发热持续不退，或突然高热、寒战，并伴有其他症状者，称为"产后发热"

01 感染邪毒——舌红苔腻

主症	产后高热寒战，壮热不退，恶露或多或少，色紫黯如败酱，或如脓血，气臭秽，小腹疼痛拒按，头晕心烦，口渴喜冷饮，尿少色黄，大便燥结

舌象分析

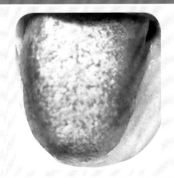

上焦	① 头晕、头胀——舌尖暗红，为心火旺盛，火热上扰清窍。 ② 乳腺增生——舌尖两侧隆起，为湿热、瘀血阻滞经络。 ③ 心烦易怒、失眠——舌尖色红，为热扰心神。

中焦	④ 胃胀、反酸——舌中裂纹、隆起、苔腻，为脾胃湿热。 ⑤ 口苦、口臭——舌中白腻，舌边质红，为湿热中阻。 ⑥ 急躁易怒——舌两边色暗红、苔略少，为湿热阻滞肝胆，肝胆气机不利。
下焦	⑦ 腰膝酸软——舌根苔黄腻，为湿热阻滞经络。 ⑧ 黄带多，外阴瘙痒——舌根苔黄腻，为下焦湿热。急性发作时，可影响二便
治则	清热解毒，凉血化瘀
方药	解毒活血汤加减
方歌	**解毒活血汤** 解毒活血连翘桃，红花归壳葛赤芍； 柴胡炙草同生地，吐泻良方用水熬
处方	连翘 10~30g、葛根 10~15g、柴胡 10g、当归 15g、生地黄 10g、赤芍 10g、桃仁 10g、红花 10g、枳壳 10g、生甘草 5g。 7 剂，水煎服，每次 300ml，早、晚温服
方解	连翘、甘草清热解毒退热；柴胡、葛根疏散热邪；生地黄清热生津，凉血解毒；当归、赤芍、桃仁、红花活血祛瘀；气为血帅，气行血行，故佐少量枳壳理气，以助活血之力。全方共奏清热解毒、凉血活血之效

02 外感——舌淡质胖

主症	产后恶寒发热，头痛无汗，肢体酸痛，鼻塞流涕，咳嗽，无汗

舌象分析

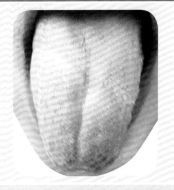

上焦	❶ 心烦、失眠、多梦——舌尖胖大，质略红，为心火旺，热扰心神。 ❷ 乳腺增生——舌尖两侧凸起，为增生标志。 ❸ 慢性咽炎——舌尖中部凹陷，为肺气不足，咽喉不利。 ❹ 颈椎不好——舌尖中部凹陷，为营卫不和。
中焦	❺ 胃胀、嗳气——舌中凹陷，略有白苔，为脾胃虚弱，运化无力。 ❻ 困重犯懒——舌边胖大，略有齿痕，为湿邪困阻，气机不利。
下焦	❼ 腰膝酸软、腿沉腿凉——舌淡、舌根凹陷，为肾阳不足，寒凝经脉

一般感冒发热初期，舌质的变化并不明显，但在施治时结合舌的前期情况进行有针对性的治疗，非常必要，纠偏扶正

治则	养血祛风，疏解表邪
方药	荆穗四物汤加防风、紫苏叶
方歌	**荆穗四物汤** 荆穗四物疗感冒，血虚风寒用之效； 身痛酌加羌独防，月经量少桂乌药
处方	荆芥穗 10g、熟地黄 15g、当归 10~30g、白芍 10g、川芎 10g、防风 6g、紫苏叶 10g。 7 剂，水煎服，每次 300ml，早、晚温服

| 方解 | 本方治证由营血亏虚、血行不畅所致。治宜补养营血为主，辅以调畅血脉。方中熟地黄长于补肾填精，滋养阴血，为补血要药，故为君药；当归为养血调经要药，兼具活血作用，为臣药；佐以白芍养血益阴、川芎活血行气。四药配伍，共奏补血、调血之功，加防风、紫苏叶、荆芥穗疏散风寒 |

03 血虚——舌质淡白

| 主症 | 产后有失血过多的病史，低热或微热，动则自汗出，暮热昼凉，恶露量少，色淡质稀，小腹绵绵作痛，心悸、失眠、多梦 |

舌象分析

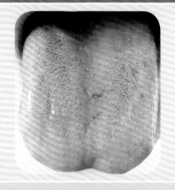

| 上焦 | ❶ 头晕——舌尖凹陷、质胖、色淡，为气血不足，清窍失养。
❷ 颈椎不好——舌尖中部凹陷，为营卫不和。
❸ 乳腺增生——舌尖中部两侧凸起，为增生标志。 |
| 中焦 | ❹ 胃胀、纳差——舌中部为脾胃区，质胖，为脾胃虚弱，气血不足。
❺ 胁胀满——舌两边为肝胆，质胖，为湿阻肝胆，气机不利。 |

下焦	⑥ 腰膝酸软——舌根凹陷、胖大，为肾阳不足。 ⑦ 双下肢沉重、怕冷——舌根胖大，为肾阳不足，寒凝经脉。 ⑧ 月经量少、色淡——舌根凹陷、色淡，为气血不足，肾阳亏虚
治则	补血益气，和营退热
方药	补中益气汤加地骨皮
方歌	**补中益气汤** 补中益气芪术陈，升柴参草当归身； 虚劳内伤功独擅，亦治阳虚外感因
处方	黄芪 40g、党参 15g、炒白术 20g、炙甘草 6g、当归 10g、陈皮 6g、升麻 6g、柴胡 12g、地骨皮 10g。 7 剂，水煎服，每次 300ml，早、晚温服
方解	本方重用黄芪，味甘微温，入脾、肺经，补中益气，升阳固表，为君药。配伍党参、炙甘草、白术补气健脾为臣，与黄芪合用，以增强其补益中气之功。血为气之母，气虚时久，营血亦亏，故用当归养血和营，协党参、黄芪以补气养血；陈皮理气和胃，使诸药补而不滞，共为佐药。并以少量升麻、柴胡升阳举陷，协助君药以升提下陷之中气，《本草纲目》谓："升麻引阳明清气上升，柴胡引少阳清气上行，此乃禀赋虚弱，元气虚馁，及劳役饥饱，生冷内伤，脾胃引经最要药也"，共为佐使。炙甘草调和诸药，亦为使药。再加地骨皮滋阴清热，诸药合用，使气虚得补，气陷得升，则诸症自愈。气虚发热者，亦借甘温益气而除之

04 血瘀——舌质紫暗

主症	产后乍寒乍热（寒热时作），恶露不下，下也甚少，色紫黯、夹血块，小腹疼痛拒按，块下痛减，口苦咽干、头晕、心烦、胸闷、口腻纳呆，带下量多、色黄

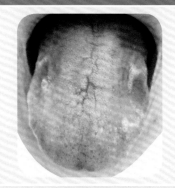

上焦	❶ 头晕——舌尖胖大、质暗，为气虚血瘀，瘀阻经络。 ❷ 乳腺增生——舌尖两侧凸起，为增生标志。 ❸ 胸闷、气短——舌尖中部两侧胖大，为肺气不足。
中焦	❹ 胃胀——舌中质胖，为脾胃虚弱，运化无力。 ❺ 易急易怒——舌两边红，质暗，为肝胆火旺，气血瘀滞。
下焦	❻ 腰膝酸软、腿沉腿凉——舌根胖大，为肾阳不足，寒凝经脉。 ❼ 恶露不下、血块多——舌根色暗、胖大，为寒凝血瘀胞宫
治则	活血化瘀，和营退热
方药	生化汤加味
方歌	生化汤 生化汤是产后方，归芎桃草酒炮姜； 消瘀活血功偏擅，止痛温经效亦彰
处方	当归 10~15g、川芎 5g、桃仁 10g、炮姜 10g、炙甘草 10g。 7 剂，水煎服，每次 300ml，早、晚温服
方解	本方重用当归，补血活血，祛瘀生新，为君药；川芎行血中之气，桃仁活血祛瘀，为臣药；炮姜入血散寒，温里定痛，为佐药；炙甘草调和诸药，为使药

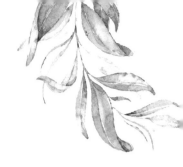

第
三
节

产后腹痛

| 产后腹痛 | 产妇分娩后，在产褥期间，发生与分娩或产褥有关的小腹疼痛，称为"产后腹痛" |

01 气血两虚——舌质淡白

| 主症 | 产后小腹隐隐作痛，恶露量少、色淡、质稀，头晕眼花、心悸怔忡、失眠多梦、小腹空坠，面、唇、舌、爪甲淡白，皮肤干燥不泽 |

舌象分析

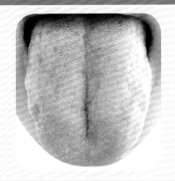

上焦

❶ 头晕——舌尖胖大，为气血不足，清窍失养。

❷ 乳腺增生——舌尖两侧凸起，为增生标志。

❸ 健忘——舌尖胖大、质淡，为气血不足，脑髓空虚。

中焦	④ 胃胀——舌中部胖大、质淡，为脾胃虚弱。 ⑤ 倦怠乏力——舌中胖大，为脾胃亏虚，气血化源不足，四肢不养。
下焦	⑥ 腰膝酸软、腹痛——舌根胖大，为肾阳不足，寒凝胞宫。 ⑦ 双下肢沉重——舌根胖大，为肾阳不足，寒凝经脉
治则	补血益气，缓急止痛
方药	内补当归建中汤加减
方歌	**内补当归建中汤** 内补当归建中汤，桂芍草枣配归姜； 肝木失濡腹挛痛，柔肝缓急病能康
处方	当归 15g、白芍 10g、炙甘草 10g、生姜 10g、桂枝 10g、大枣 10g。 7 剂，水煎服，每次 300ml，早、晚温服
方解	本方用当归、白芍养血滋阴，令营血不亏则经脉得濡，经脉得濡则肝木柔和。当归又能活血，如果血滞而致刺痛，本品亦可兼顾。用甘味的炙甘草、大枣协助当归、白芍缓解经脉挛急，体现了"肝苦急，急食甘以缓之"的治则。桂枝和生姜共奏温通经络、温通血脉、调和气血之功。如果仍然出血不止，宜加地黄、阿胶滋补

02 瘀滞子宫——舌质紫暗

主症	产后小腹疼痛拒按、块下则痛减，恶露量少，色紫黑，夹有血块，面色青白，四肢不温，或胸胁胀痛

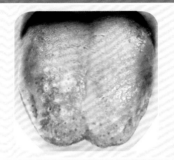

上焦	❶ 头晕——舌尖胖大，为气血不足，清窍失养。 ❷ 慢性咽炎——舌尖凹陷，为肺气不足，咽喉不利。 ❸ 胸闷、气短——舌尖胖大，两侧肥厚，为肺气不足，心气亏虚。
中焦	❹ 胁胀——舌两边胖大、紫暗，为肝胆气滞血瘀。 ❺ 胃胀、纳差——舌中部胖大，为湿滞中焦。
下焦	❻ 腰酸、腿沉、腿凉——舌根胖大，为肾阳不足，寒凝经脉。 ❼ 腹痛——舌两边紫暗，为肝胆气滞血瘀，再加舌根胖大，寒凝胞宫，往往为气血运行不畅，寒瘀交织在一起
治则	活血化瘀，温经止痛
方药	散结定疼汤

散结定疼汤

方歌	散结定疼丹归芎，乳香山楂桃母草； 芥穗加来行气滞，活血化瘀瘀自除
处方	当归 20g、川芎 15g、牡丹皮 10g、益母草 10g、黑芥穗 10g、乳香 5g、山楂 10g、桃仁 10g。 7 剂，水煎服，每次 300ml，早、晚温服
方解	当归、川芎补血活血；牡丹皮活血兼清瘀热；益母草、山楂、桃仁活血祛瘀；黑芥穗疏肝解郁；乳香散瘀止痛。诸药合用，共奏补血活血、散瘀止痛之功

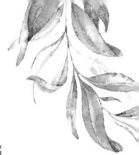

第四节

产后小便不通

产后小便不通	新产后小便点滴而下，甚至闭塞不通，小腹胀急疼痛者，称为"产后小便不通"

01 肾虚——舌根胖大

主症	产后小便不通，小腹胀急疼痛，坐卧不宁，头晕耳鸣、腰膝酸软、大便溏薄、小便清长、夜尿多

舌象分析

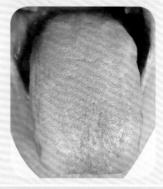

上焦	❶ 头晕——舌尖胖大，为气血不足，清窍失养。 ❷ 健忘——舌尖胖大，为气血不足，脑髓空虚。

中焦	❸ 胃胀——舌中胖大，苔白，为脾胃虚弱，运化无力。 ❹ 困重犯懒——舌中及舌边胖大，略有齿痕，为湿邪困阻，四肢不利。 ❺ 大便不成形——舌中胖大，为脾虚湿盛，胃肠虚弱。
下焦	❻ 腰膝酸软、腿沉腿凉——舌根胖大，为肾阳不足，寒凝经脉。 ❼ 小便不通——舌根胖大，为肾阳不足，气化不利
治则	温补肾阳，化气行水
方药	济生肾气丸加减
方歌	**济生肾气丸** 肾气丸补肾阳虚，干地山药及山萸； 苓泽丹皮加桂附，水中生火在温煦； 济生加入车牛膝，通调水道肿胀去
处方	熟地黄24g、山茱萸12g、山药12g、牡丹皮9g、泽泻9g、茯苓15g、肉桂3g、附子（先煎）5~10g、牛膝10g、车前子10~15g。 7剂，水煎服，每次300ml，早、晚温服
方解	熟地黄滋补肾阴，少加肉桂、附子助命门之火以温阳化气，乃"阴中求阳"之意；山茱萸、山药补肝益脾，化生精血；牛膝滋阴益肾；泽泻、茯苓利水渗湿，并可防熟地黄之滋腻；牡丹皮清肝泄热，车前子清热利湿。诸药共奏温肾化气、利水消肿之功

02 气虚——舌质淡白

主症	产后小便不通，小腹胀急疼痛，坐卧不宁，面色㿠白、神疲肢倦、腹胀纳呆、面浮肢肿、大便溏薄、带下量多

舌象分析

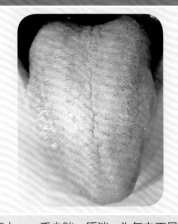

上焦	❶ 头晕、乏力——舌尖胖、质淡，为气血不足，清窍失养。
	❷ 颈椎不好——舌尖中部凹陷，为营卫不和。
	❸ 慢性咽炎——舌尖中部凹陷，为肺气不足，咽喉不利。
中焦	❹ 胃胀、纳差——舌中部为脾胃区，质胖，为脾虚湿盛。
	❺ 胁胀满——舌两边为肝胆，舌质胖大，与脾胃区泾渭分明，为湿阻肝胆，气机不利，也是情绪波动较大的表现。
下焦	❻ 腰膝酸软——舌根胖大，为肾阳不足。
	❼ 双下肢沉重、怕冷——舌根胖大，为肾阳不足，下焦寒湿
治则	补气升清，化气行水
方药	补气通脬饮

	补气通脬饮
方歌	女科辑要通脬饮，芪麦通草三药攒； 补气润肺养上焦，宣上通下功效擅
处方	炙黄芪 10~30g、麦冬 15g、通草 3g。 7 剂，水煎后频频口服
方解	黄芪补中益气、升阳固表；麦冬润肺生津；通草通气下乳，清热利尿

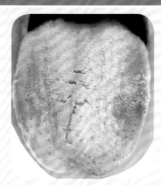

03 血瘀——舌质紫暗

主症	产后小便不通，小腹胀满刺痛，坐卧不宁，乍寒乍热，舌质紫黯、边有瘀斑

舌象分析

上焦	❶ 头晕——舌尖胖大，为气血亏虚，清窍失养。 ❷ 慢性咽炎——舌尖中部凸起，为湿滞咽喉，咽喉不利。 ❸ 气短——舌尖中部两侧凹陷，为肺气不足。
中焦	❹ 胁胀——舌两边胖大、有瘀点，为肝胆气滞血瘀。 ❺ 胃胀、纳差——舌中部胖大、质淡，为中焦湿滞，脾胃运化无力。
下焦	❻ 腰酸、腿沉、腿凉——舌根胖大，为肾阳不足，寒凝经脉。 ❼ 小便不利、腹胀满——舌根胖大，舌两边及舌尖瘀点，为血瘀兼有气虚、肾阳不足的瘀阻证
治则	活血化瘀，行气利水
方药	加味四物汤
方歌	四物汤 四物熟地归芍芎，补血调血此方宗； 营血虚滞诸多证，加减运用贵变通

处方	熟地黄 10~20g、当归 10g、白芍 10g、川芎 10g、小蓟 10g、黄芪 10~30g。 7 剂，水煎服，每次 300ml，早、晚温服
方解	女性产后本多气血亏虚，本方治证由营血亏虚、血行不畅所致。治宜补养营血为主，辅以调畅血脉。方中熟地黄长于补肾填精，滋养阴血，为补血要药，故为君药；当归为养血调经要药，兼具活血作用，为臣药；佐以白芍养血益阴，川芎活血行气。四药配伍，共奏补血、调血之功。再入小蓟、黄芪，益气凉血止血，以防止化瘀而致产妇出血不止

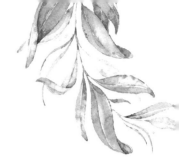

第五节

产后身痛

| 产后身痛 | 女性在产褥期间，出现肢体关节酸楚疼痛、麻木重着者，称为"产后身痛"，又称"产后关节痛""产后遍身疼痛" |

01 血虚——舌质淡白

| 主症 | 产褥期，肢体麻木，关节酸楚，头晕眼花、心悸怔忡、失眠多梦，面、唇、舌、爪甲淡白 |

舌象分析

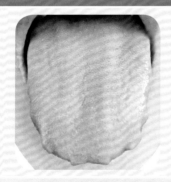

上焦

❶ 头晕、乏力——舌尖胖、质淡，为气血不足，清窍失养。

❷ 乳腺增生——舌尖中部偏左侧凸起，为增生标志。

中焦	❸ 胃胀、纳差——舌中部为脾胃区，质胖，为脾虚湿盛。 ❹ 胁胀满——舌两边为肝胆，舌质胖大，有齿痕，为湿阻肝胆，气机不利。
下焦	❺ 腰膝酸软——舌根胖大，为肾阳不足。 ❻ 双下肢沉重、怕冷——舌根胖大，为肾阳不足，下焦寒湿
治则	养血益气，温经通络
方药	黄芪桂枝五物汤加减
方歌	**黄芪桂枝五物汤** 黄芪桂枝五物汤，白芍大枣与生姜； 营卫俱虚风气袭，血痹服之功效良
处方	黄芪 15g、桂枝 10g、白芍 20g、生姜 10g、大枣 10g。 7 剂，水煎服，每次 300ml，早、晚温服
方解	《金匮要略方论本义》记载：黄芪桂枝五物汤，在风痹可治，在血痹亦可治也。以黄芪为主固表补中，佐以大枣；以桂枝治卫升阳，佐以生姜；以白芍入营理血，共成厥美。五物而营卫兼理，且表营卫里胃肠亦兼理矣。推之中风于皮肤肌肉者，亦兼理矣。固不必多求他法也

02 血瘀——舌质紫暗

主症	产后遍身疼痛，关节刺痛拒按，小腹疼痛拒按，恶露量少、色黯

舌象分析

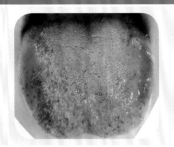

上焦	❶ 头晕——舌尖胖大，为气血不足，清窍失养。 ❷ 慢性咽炎——舌尖凹陷，为肺气不足，咽喉不利。 ❸ 胸闷、气短——舌尖胖大，两侧肥厚，为肺气不足，湿阻气机。
中焦	❹ 胁胀——舌两边胖大、紫暗，为肝胆气滞血瘀。 ❺ 胃胀、纳差——舌中部胖大，为湿滞中焦。
下焦	❻ 腰酸、腿沉、腿凉——舌根胖大，为肾阳不足，寒凝经脉。 ❼ 身痛、腹痛——舌两边紫暗，为肝胆气滞血瘀，再加舌根胖大，为寒凝于胞宫和经脉，气血运行不利，寒、瘀交织在一起
治则	养血活血，化瘀祛湿
方药	身痛逐瘀汤
方歌	**身痛逐瘀汤** 身痛逐瘀膝地龙，香附羌秦草归芎； 黄芪苍柏量加减，要紧五灵没桃红
处方	秦艽15g、川芎5g、桃仁5g、红花10g、炙甘草10g、羌活10g、没药5g、当归10~30g、五灵脂10g、香附10g、牛膝10g、地龙10g。 7剂，水煎服，每次300ml，早、晚温服
方解	《医林改错注释》曰：方中秦艽、羌活祛风除湿，桃仁、红花、当归、川芎活血祛瘀，没药、五灵脂、香附行气血、止疼痛，牛膝、地龙疏通经络以利关节，炙甘草调和诸药

风寒——舌胖质淡

主症	产后颈项不舒，关节不利，感受风邪则痛无定处；感受寒邪则痛有定处，宛如锥刺；感受湿邪则肌肉重着、麻木

舌象分析

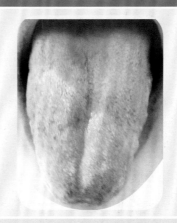

上焦	❶ 失眠多梦——舌尖胖大，为心血不足，心神不宁。 ❷ 乳腺增生——舌尖两侧凸起，为增生标志。 ❸ 慢性咽炎——舌尖中部凹陷，为肺气不足，咽喉不利。 ❹ 颈椎不好、后背寒痛——舌尖胖大，中部凹陷，为营卫不和，气血不足，易受寒邪侵袭。
中焦	❺ 胃胀、嗳气——舌中凹陷胖大，为脾胃虚弱，运化无力。 ❻ 困重犯懒——舌边胖大、质淡，为湿邪困阻，气机不利。
下焦	❼ 腰膝酸软、腿沉腿凉——舌淡、舌根凹陷，为肾阳不足，寒凝经脉
治则	养血祛风，散寒除湿
方药	独活寄生汤加减

独活寄生汤

方歌	独活寄生艽防辛，芎归地芍桂苓均； 杜仲牛膝人参草，冷风顽痹屈能伸
处方	独活 10g、桑寄生 30g、杜仲 15g、牛膝 10g、细辛 5g、秦艽 15g、茯苓 10g、肉桂 5g、防风 5g、川芎 5~10g、党参 15g、炙甘草 10g、当归 10~20g、白芍 10g、熟地黄 15g。 7 剂，水煎服，每次 300ml，早、晚温服
方解	方中用独活、桑寄生祛风除湿、养血和营、活络通痹为主药；牛膝、杜仲、熟地黄补益肝肾、强壮筋骨为辅药；川芎、当归、白芍补血活血；党参、茯苓、炙甘草益气扶脾，均为佐药，使气血旺盛，有助于祛风除湿；又佐以细辛搜风治风痹，肉桂祛寒止痛，使以秦艽、防风祛周身风寒湿邪。各药合用，是为标本兼顾、扶正祛邪之剂。对风、寒、湿三气着于筋骨的痹证，为常用有效的方剂

04 肾虚——舌根胖大

主症	产后腰膝、足跟疼痛，难于俯仰，头晕耳鸣、夜尿多

舌象分析

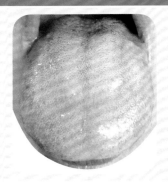

上焦	❶ 头晕——舌尖胖大，为气血不足、痰湿阻滞、清窍失养。
	❷ 健忘——舌尖淡胖，为气血不足，脑髓空虚。
中焦	❸ 胃胀——舌中胖大，苔白，为脾胃虚弱，运化无力。
	❹ 困重犯懒——舌中及舌边胖大，略有齿痕，为湿邪困阻，四肢不利。
	❺ 大便不成形——舌中胖大，为脾虚湿盛，胃肠虚弱。
下焦	❻ 腰膝酸软、腿沉腿凉——舌淡，舌根胖大，为气血不足，肾阳不足，寒凝经脉
治则	补肾养血，强腰壮骨
方药	养荣壮肾汤加秦艽、熟地黄
方歌	**养荣壮肾汤** 养荣壮肾是奇方，当归独活柜心共； 川芎杜仲和续断，防风寄生要包含
处方	当归10~30g、独活10g、桂枝10g、川芎5g、杜仲10g、续断15g、防风10g、桑寄生15~30g、秦艽15g、熟地黄15~30g。 7剂，水煎服，每次300ml，早、晚温服
方解	桑寄生、续断、杜仲补肾强腰、壮筋骨；熟地黄滋肾养血；当归、川芎养血活血；桂枝、秦艽温经散寒、通络止痛；独活、防风祛风胜湿止痛。《妇科秘书八种》记载：产后腰痛者，由肾位系胞，腰为肾府，产则劳伤肾气，损动胞络，或虚未平复，而风冷乘之者，皆致腰痛。若寒冷邪气连滞背脊，痛久未已，后忽有孕，必致损动，宜养荣壮肾汤主之。养荣壮肾汤治产后腰痛，属劳伤，或风寒所来

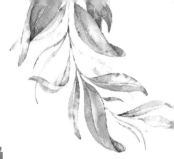

第
六
节

产后恶露不绝

产后恶露 不绝	产后血性恶露持续 10 天以上，仍淋漓不尽者，称为"产后恶露不绝"，又称"恶露不尽""产后恶露不止"

01　气虚——舌质淡白

主症	恶露量多、色淡红、质稀、无臭气，面色㿠白、神疲肢倦、气短懒言、小腹空坠、大便溏薄、带下量多

舌象分析

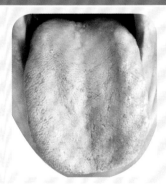

上焦	❶ 头晕、乏力——舌尖胖、质淡,为气血不足,清窍失养。 ❷ 颈椎不好——舌尖中部凹陷,为营卫不和。 ❸ 慢性咽炎——舌尖中部凹陷,为肺气不足,咽喉不利。
中焦	❹ 胃胀、纳差——舌中部为脾胃区,质胖,为脾虚湿盛。 ❺ 胁胀满——舌两边为肝胆,舌质胖大,有齿痕,为湿阻肝胆,气机不利。
下焦	❻ 腰膝酸软——舌根胖大,为肾阳不足。 ❼ 双下肢沉重、怕冷——舌根胖大,为肾阳不足,下焦寒湿
治则	补气摄血固冲
方药	补中益气汤加阿胶、艾叶、益母草

补中益气汤

方歌	补中益气芪术陈,升柴参草当归身; 虚劳内伤功独擅,亦治阳虚外感因
处方	黄芪 40g、党参 15g、炒白术 20g、炙甘草 6g、当归 10g、陈皮 6g、升麻 6g、柴胡 12g、艾叶 10g、益母草 20g、阿胶(烊化) 10g。 7 剂,水煎服,每次 300ml,早、晚温服
方解	本方重用黄芪,味甘微温,入脾、肺经,补中益气,升阳固表,为君药。配伍党参、炙甘草、白术、艾叶补气暖脾为臣,与黄芪合用,以增强其补益中气之功。血为气之母,气虚时久,营血亦亏,故用当归、阿胶养血和营,协党参、黄芪以补气养血;陈皮理气和胃,使诸药补而不滞,共为佐药。并以少量升麻、柴胡升阳举陷,协助君药以升提下陷之中气,《本草纲目》谓:"升麻引阳明清气上升,柴胡引少阳清气上行,此乃禀赋虚弱,元气虚馁,及劳役饥饱,生冷内伤,脾胃引经最要药也",共为佐使。炙甘草调和诸药,亦为使药。益母草活血祛瘀,调经消水。诸药合用,使气虚得补,气陷得升,恶漏得排

<table>
</table>

02 血热——舌红苔少

主症	恶露量多、色深红或鲜红、质稠、有臭气，面色潮红，口燥咽干

舌象分析

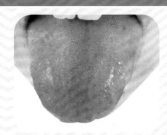

上焦	❶ 头胀——舌尖红，为心火旺盛，热扰清窍。
	❷ 咽干——舌尖红，为热灼津伤。
	❸ 失眠多梦——舌尖红，为热扰心神。
	❹ 心烦、口渴——舌尖红，为热扰心神，伤津灼液。

中焦	❺ 胃灼热（烧心）——舌中质红，为热灼胃络。
	❻ 急躁易怒——舌两边红，为肝胆火盛。

下焦	❼ 腰膝酸软——舌根质红，为肾阴亏虚。
	❽ 恶露量多、色深红或鲜红、质稠——舌根红，为火热迫血下行

治则	养阴清热止血

方药	保阴煎加减

	保阴煎
方歌	保阴煎泻热存阴，地黄白芍及山药； 黄芩黄柏生甘草，养阴补液急存阴

处方	生地黄 15g、熟地黄 15g、白芍 10g、山药 10g、川续断 15g、黄芩 10g、黄柏 10g、生甘草 5g。 7 剂，水煎服，每次 300ml，早、晚温服

| 方解 | 保阴煎主要用于阴虚血热而致血不循经之证。方中生地黄、甘草清热凉血，养阴生津；熟地黄、白芍养血敛阴；黄芩、黄柏清热凉血；山药、续断补脾肾，填精血，全方共奏凉血养血之功。
临床应用以五心烦热、带下淋浊、经来量多、舌红脉数为辨证要点。如见肝火盛而动血者，加焦栀子、牡丹皮；夜热甚者，加地骨皮、秦艽；肺热汗多者，加麦冬、乌梅等 |

03 血瘀——舌质紫暗

| 主症 | 恶露量少，甚或不下，色紫黯或紫黑，质稠有血块，小腹疼痛拒按、块下则痛减 |

舌象分析

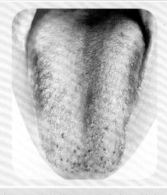

| 上焦 | ❶ 头晕、健忘——舌尖暗红、有瘀点、苔白，为湿浊和血瘀交织，清窍失养。
❷ 慢性咽炎——舌尖中部凹陷，为肺气不足，咽喉不利。 |
| 中焦 | ❸ 胁胀——舌边胖大、苔白、色暗，为肝胆气滞血瘀。
❹ 胃胀、纳差、口气重——舌中部凹陷、色暗、苔白，为湿阻中焦，气机不畅。 |

下焦	❺ 腰酸、腿沉、腿凉——舌根胖大、凹陷、苔腻，为肾阳不足，寒凝经脉，兼有湿浊。 ❻ 恶露不下——舌根胖、质暗，为瘀阻胞宫，兼气血运行不畅
治则	活血化瘀止血
方药	生化汤
方歌	**生化汤** 生化汤是产后方，归芎桃草酒炮姜； 消瘀活血功偏擅，止痛温经效亦彰
处方	当归 10~30g、川芎 5~10g、桃仁 10g、炮姜 10g、炙甘草 10g。7 剂，水煎服，每次 300ml，早、晚温服
方解	本方重用当归，补血活血，祛瘀生新，为君药；川芎行血中之气，桃仁活血祛瘀，为臣药；炮姜入血散寒，温里定痛，为佐药；炙甘草调和诸药，为使药

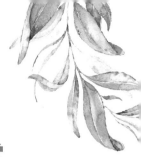

第
七
节

产后乳汁异常

一、缺乳

缺 乳	产后哺乳期内，产妇乳汁甚少或全无，不够喂养婴儿者，称为"缺乳"，又称"乳汁不足""乳汁不行"

01 ### 气血虚弱——舌质淡白

主症	产后乳汁甚少，甚至全无，乳房柔软，乳汁清稀，神倦食少，面色无华

舌象分析

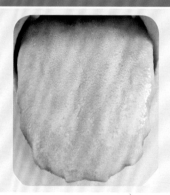

上焦	❶ 头晕、乏力——舌尖胖、质淡，为气血不足，清窍失养。 ❷ 乳汁清淡、少——舌尖胖大、质淡，为气血不足。 产后女同志出现胖大舌，一般情况下，乳汁清淡、少，孩子多吃不饱，哭闹比较多。
中焦	❸ 胃胀、纳差——舌中部为脾胃区，质胖，为脾虚湿盛。 ❹ 胁胀满——舌两边为肝胆，舌质胖大，有齿痕，为湿阻肝胆，气机不利。
下焦	❺ 腰膝酸软——舌根胖大，为肾阳不足。 ❻ 双下肢沉重、怕冷——舌根胖大，为肾阳不足，下焦寒湿
治则	补气养血，佐以通乳
方药	通乳丹加减
方歌	通乳丹 产后乳汁点滴无，原因气血两虚乎； 气血充足乳汁旺，衰弱乳汁必干枯； 生乳丹中参芪通，当归麦冬苦桔梗； 七孔猪蹄用两个，二剂乳汁如泉涌
处方	党参 15g、生黄芪 10~15g、当归 10~15g、麦冬 10~15g、木通 6g、桔梗 10g、猪蹄 500g。 7 剂，水煎服，每次 300ml，早、中、晚温服，可以少量多次服用
方解	党参、黄芪大补元气；当归、麦冬养血滋液；猪蹄补血通乳；木通宣络通乳；桔梗载药上行。全方共奏补气养血、宣络通乳之效

02 肝气郁滞——边薄中厚

主症	产后乳汁甚少，甚至全无，乳房胀满，乳汁稠黏，胸胁、乳房胀硬疼痛，情志抑郁，善太息

	舌象分析

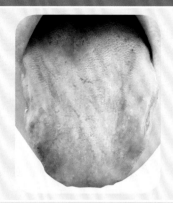

上焦	❶ 头晕——舌尖胖大，为气血不足，清窍失养。
	❷ 乳汁少——舌尖胖大、质淡暗，为瘀阻乳络。
	❸ 健忘、多梦——舌胖、质淡暗，为气血不足，脑髓空虚。
中焦	❹ 胃胀、反酸——舌中部胖大，为脾胃虚弱，但舌两边薄，为肝气乘脾。
	❺ 胁胀满——舌两边为肝胆，舌两侧薄，为肝疏泄失调。
下焦	❻ 腰膝酸软——舌根胖大，为肾阳不足。
	❼ 双下肢沉重——舌根胖大，为肾阳不足，寒凝经脉
治则	疏肝解郁，通络下乳
方药	下乳涌泉散加减
方歌	**下乳涌泉散** 归芎白芍花粉地，柴胡青皮漏桔芷； 通通山甲不留行，加之炙草和诸药
处方	当归 10~20g、川芎 10g、天花粉 10g、白芍 10g、生地黄 10g、柴胡 10g、青皮 10g、漏芦 10g、桔梗 10g、木通 10g、白芷 10g、通草 3g、穿山甲 5g、王不留行 10g、炙甘草 10g。 7 剂，水煎服，每次 300ml，早、晚温服

| 方解 | 乳汁乃血气所化，方中用四物汤（当归、白芍、川芎、生地黄）养血活血，培其本源；用柴胡疏肝理气，通其经脉；用天花粉、桔梗散结导滞，助其药力；用白芷、漏芦、木通、穿山甲、通草、王不留行活血通经，散其瘀滞。此方立意巧妙，兼顾表里，有补有通，服后乳汁自通，如泉水涌，故名之。另外，用木梳早、晚刮乳房二三十遍，无不神效 |

03 痰浊阻滞——舌胖苔白

| 主症 | 产后乳汁甚少，甚至全无，乳房硕大或下垂不胀满，乳汁不稠，形体肥胖，胸闷痰多，纳少便溏，或食多乳少 |

舌象分析

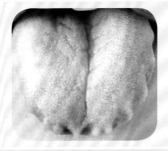

| 上焦 | ❶ 头晕、乏力——舌尖胖、质淡，为气血不足，清窍失养。
❷ 颈椎不好——舌尖中部凹陷，为营卫不和。
❸ 慢性咽炎——舌尖中部凹陷，为肺气不足，咽喉不利。
❹ 乳汁清淡或者少——舌尖胖，为气血不足。
注意：妈妈出现上面的舌象，孩子多湿气重，往往虚胖，或者多汗，吃不饱，多哭闹，甚至多发生湿疹。 |

中焦	⑤ 胃胀、纳差——舌中部为脾胃区，质胖，为脾虚湿盛。
	⑥ 胁胀满——舌两边为肝胆，舌质胖大，为湿邪阻遏肝胆气机。
	⑦ 泄泻——舌中胖大，为脾虚湿盛，水谷不化，清浊不分，而发为泄泻。
下焦	⑧ 腰膝酸软——舌根胖大，为肾阳不足。
	⑨ 双下肢沉重、怕冷——舌根胖大，为肾阳不足，下焦寒湿。
	⑩ 白带多——舌根白腻，为脾虚生湿，肾虚带脉失约而致湿浊下注
治则	健脾化痰通乳
方药	苍附导痰丸合漏芦散

	苍附导痰丸	漏芦散
方歌	苍附导痰叶氏方， 陈苓夏草南星姜； 燥湿祛痰行气滞， 痰浊经闭此方商	济阴纲目用漏芦， 蛇蜕瓜蒌专通乳； 妇人肥盛气脉壅， 行气散结乳痈通

处方	苍术 10g、香附 10g、陈皮 10g、胆南星 5~10g、半夏 9g、茯苓 10~20g、炙甘草 10g、生姜 10g、漏芦 10g、蛇蜕 10g、瓜蒌 15g。 7 剂，水煎服，每次 300ml，早、晚温服
方解	苍术辛温性燥，燥湿健脾；半夏辛温，燥湿化痰，降逆止呕；生姜辛温，温中健脾化痰；陈皮辛苦性温，燥湿化痰，理气和中；茯苓甘平而淡，甘能健脾和中，淡能利水渗湿，断其源，竭其流，则湿无所聚；甘草助茯苓健脾和中，兼制半夏之毒，调和诸药。全方共奏燥湿化痰、理气和中之功，为治湿痰证之主方。加入香附、胆南星，理气、活血、清热；漏芦、蛇蜕、瓜蒌可宽胸散结，消痈排脓，助乳汁通畅

笔者在临床上还常用一个小妙招：王不留行 10g、通草 6g、路路通 10g。纱布包后和猪蹄儿一起煎煮，去油脂，喝汤，每天 3

次，每次 200 毫升左右。此方法简便易行，鲜有无效者。

二、乳汁自出

| 乳汁自出 | 产后在哺乳期内，乳汁未经婴儿吮吸而不断自行流出者，称为"产后乳汁自出"，又称"漏乳"或"乳汁自溢"。 |

01 ### 气虚失摄——舌质淡白

| 主症 | 产后在哺乳期内，乳汁未经婴儿吮吸而自行流出，乳房柔软，乳汁清稀，面色㿠白、神疲肢倦 |

舌象分析

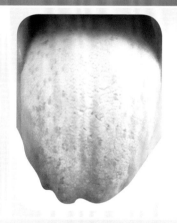

	❶ 头晕、乏力——舌尖胖、质淡，为气血不足，清窍失养。
上焦	❷ 颈椎不好——舌尖中部凹陷，为营卫不和。
	❸ 乳汁自出——舌尖胖大、质淡，为气血不足，固摄无力。

| 中焦 | ❹ 胃胀、纳差——舌中部为脾胃区，质胖，为脾虚湿盛。 |
| | ❺ 胁胀满——舌两边为肝胆，舌质胖大，为湿阻肝胆，气机不利。 |

| 下焦 | ❻ 腰膝酸软——舌根胖大，为肾阳不足。 |
| | ❼ 双下肢沉重、怕冷——舌根胖大，为肾阳不足，下焦寒湿 |

| 治则 | 补益气血，佐以固摄 |

| 方药 | 补中益气汤加五味子、芡实 |

方歌	**补中益气汤**
	补中益气芪术陈，升柴参草当归身；
	虚劳内伤功独擅，亦治阳虚外感因

| 处方 | 黄芪 20g、党参 15g、炒白术 20g、炙甘草 10g、当归 10g、陈皮 6g、升麻 6g、柴胡 12g、芡实 20g、五味子 5g |
| | 7 剂，水煎服，每次 300ml，早、晚温服 |

| 方解 | 本方重用黄芪，味甘微温，入脾、肺经，补中益气，升阳固表，为君药。配伍党参、炙甘草、白术、芡实补气健脾为臣，与黄芪合用，以增强其补益中气之功。血为气之母，气虚时久，营血亦亏，故用当归养血和营，协党参、黄芪以补气养血；陈皮理气和胃，使诸药补而不滞，共为佐药。并以少量升麻、柴胡升阳举陷，协助君药以升提下陷之中气，《本草纲目》谓："升麻引阳明清气上升，柴胡引少阳清气上行，此乃禀赋虚弱，元气虚馁，及劳役饥饱，生冷内伤，脾胃引经最要药也"，共为佐使。炙甘草调和诸药，亦为使药。再加五味子酸甘敛阴，诸药合用，使气虚得补，乳汁自浓，并固摄有力而不自出 |

02 肝经郁热——舌边质红

主症	产后在哺乳期内，乳汁未经婴儿吮吸而自行流出，乳房胀硬疼痛，乳汁浓稠，头晕目眩、口苦咽干、烦躁易怒、善太息、大便秘结、小便短赤

舌象分析

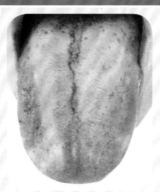

上焦
1. 头胀——舌尖红，为心火旺盛，热扰清窍。
2. 乳汁自出——舌尖红，为热迫乳络。
3. 心烦易怒、失眠——舌尖红，为热扰心神。

中焦
4. 胃胀、反酸——舌中质红，有裂纹、凹陷，为肝经郁热犯胃，湿热阻滞。
5. 急躁易怒——舌两边红，为肝胆火盛。
   肝经郁热患者的乳汁，很多是黄浊的，孩子吃乳后，往往会出现晚上哭闹、多动，甚至眼屎多，和肝经火旺有关

下焦
6. 腰膝酸软——舌根色红，有裂纹，苔黄腻，为湿热下注。
7. 白带多，可夹有黄带，外阴瘙痒——舌根胖大、质红，兼有黄苔，为下焦湿热

治则	疏肝解郁，清热敛乳
方药	丹栀逍遥散加减

丹栀逍遥散

方歌	逍遥散用当归芍，柴苓术草加姜薄； 疏肝健脾功最奇，调经再把丹栀入
处方	柴胡10g、当归10g、白芍10g、茯苓10g、炒白术10、炙甘草5g、薄荷（后下）3g、牡丹皮10g、栀子10g、生姜3g。 7剂，水煎服，每次300ml，早、晚温服
方解	柴胡疏肝解郁；当归、白芍养血柔肝；白术、炙甘草、茯苓健脾养心；薄荷助柴胡以散肝郁；生姜温胃和中；牡丹皮、栀子清热凉血。诸药合用，可收肝脾并治、气血兼顾、清热解郁的效果

第六章

妇科杂病

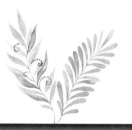

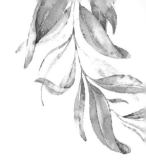

第一节　癥瘕

癥瘕	妇女下腹胞中结块，伴有或胀、或痛、或满、或阴道异常出血者，称为"癥瘕"

01　气滞血瘀——舌质紫暗

主症	腹中有包块，痛无定处，推之可移，积块不坚，小腹胀痛、胸闷不舒、精神抑郁、肌肤甲错

舌象分析

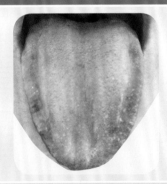

上焦	❶ 颈椎不好——舌尖中部凹陷，为营卫不和。
	❷ 慢性咽炎——舌尖中部凹陷，为肺气不足，咽喉不利。
	❸ 胸闷、喜太息——舌尖部色暗，为气血运行不畅，心脉不畅。

中焦	❹ 胃胀、反酸——舌中部凹陷，为脾胃虚弱，但舌两边质暗，多为肝气乘脾。 ❺ 胁胀满痛——舌两边为肝胆，舌质胖大、质暗，为肝胆气机不畅，气血运行受阻。
下焦	❻ 腰膝酸软——舌根胖大、凹陷，为肾阳不足。 ❼ 双下肢沉重——舌根胖大，为肾阳不足，水湿停聚，有时患者有腿肿胀感。 ❽ 腹部胀痛——舌根胖大、质暗，为瘀阻胞宫
治则	行气活血，化瘀消癥
方药	香棱丸加减
方歌	香棱丸 香棱丸中用青皮，丁茴木香莪术宜； 再入枳壳川楝子，行气导滞痞块移
处方	青皮 10g、丁香 10g、小茴香 10g、木香 10g、三棱 10g、莪术 10g、枳壳 10g、川楝子 9g。 7 剂，水煎服，每次 300ml，早、晚温服
方解	木香、丁香、小茴香温经理气；青皮疏肝解郁，消积行滞；川楝子、枳壳除下焦之郁结，行气止痛；三棱、莪术行气破血，消癥散结

02 肾虚血瘀——舌根胖大、紫暗

主症	小腹有包块触痛，经量多或少，经行腹痛较剧，色紫黯有块，头晕耳鸣，腰膝酸软

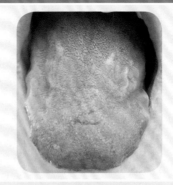

上焦	❶ 心烦、失眠多梦——舌尖胖大，质略红，为心火旺，热扰心神。 ❷ 慢性咽炎——舌尖中部凹陷，为肺气不足，咽喉不利。 ❸ 健忘、头晕、头痛——舌尖凹陷、紫暗、略胖，为气血不足，脑髓空虚，经络不畅。 ❹ 胸闷憋气——舌尖中部凹陷，舌尖紫暗，为心肺气血运行不畅。
中焦	❺ 胃胀——舌中胖大，为脾胃虚弱，运化无力。 ❻ 困重犯懒——舌中胖大，有齿痕，为湿邪困阻，气机不利，四肢失养。
下焦	❼ 腰膝酸软、腿沉腿凉——舌根胖大，为肾阳不足，寒凝经脉。 ❽ 经行腹痛——舌根胖大、紫暗，为肾阳不足，冲任气血不畅，可见经行腹痛，色暗有块
治则	补肾活血，消癥散结
方药	补肾祛瘀方加减
方歌	**补肾祛瘀方** 补肾祛瘀用二仙，熟地山药香附添； 三棱莪术成对用，鸡藤丹参活血强

处方	仙茅 10g、淫羊藿（仙灵脾）10g、熟地黄 10~20g、山药 10g、香附 10g、三棱 10g、莪术 10g、鸡血藤 10~30g、丹参 10~30g。7 剂，水煎服，每次 300ml，早、晚温服
方解	仙茅、淫羊藿（仙灵脾）暖肾助阳化气；熟地黄、山药益气健脾，填精益髓；香附调经止痛；三棱、莪术破血行瘀；鸡血藤、丹参活血养血

03 痰湿瘀结——舌胖质暗

主症	少腹有包块，按之不坚，推之可移，时痛时止，带下量多，色白，质稠黏，胸闷呕恶、腰腹疼痛，舌胖大紫黯、边有瘀斑

舌象分析

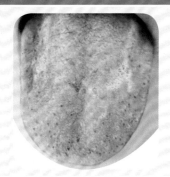

上焦	❶ 头晕、乏力——舌尖胖、质暗淡，为气血不足兼有瘀滞，清窍失养。 ❷ 颈椎不好——舌尖中部凹陷，为营卫不和。 ❸ 慢性咽炎——舌尖中部凹陷，为肺气不足，咽喉不利。 ❹ 乳腺增生——舌尖中部两侧凸起，为增生标志。 ❺ 健忘——舌尖胖大，为心脾两虚，气血不足，脑髓空虚。

中焦	⑥ 胃胀、纳差——舌中部为脾胃区，舌色紫暗、质胖，为气血不畅，脾虚湿盛。 ⑦ 胁胀满——舌两边为肝胆，舌两侧胖大、质暗，为湿邪阻遏肝胆气机，瘀滞肝经。
下焦	⑧ 腰膝酸软——舌根胖大，为肾阳不足。 ⑨ 双下肢沉重、怕冷——舌根胖大，为肾阳不足，下焦寒湿。 ⑩ 白带多——舌根白腻，为脾虚生湿，肾虚带脉失约而致湿浊下注
治则	化痰除湿，活血消癥
方药	苍附导痰丸合桂枝茯苓丸

	苍附导痰丸	桂枝茯苓丸
. 方歌	苍附导痰叶氏方， 陈苓夏草南星姜； 燥湿祛痰行气滞， 痰浊经闭此方商	金匮桂枝茯苓丸， 桃仁赤芍和牡丹； 等份为末蜜丸服， 缓消癥块胎可安

处方	苍术 10g、香附 10g、陈皮 10g、胆南星 5~10g、半夏 9g、茯苓 10~20g、炙甘草 10g、生姜 10g、桂枝 10g、牡丹皮 10g、桃仁 10g、赤芍 10g。 7 剂，水煎服，每次 300ml，早、晚温服
方解	苍术辛温性燥，燥湿健脾；半夏辛温，燥湿化痰，降逆止呕；生姜辛温，温中健脾化痰；陈皮辛苦性温，燥湿化痰，理气和中；茯苓甘平而淡，甘能健脾和中，淡能利水渗湿，断其源，竭其流，则湿无所聚；甘草助茯苓健脾和中，兼制半夏之毒，调和诸药为使。全方共奏燥湿化痰、理气和中之功，为治湿痰证之主方。加入香附、胆南星，理气、活血、清热。桂枝温经散寒，活血通络；茯苓益气养心，能利腰脐间血；牡丹皮、桃仁、赤芍活血化瘀，赤芍并能养血和营

上面这种舌象的患者体内多有包块，治疗中不能单纯地为化瘀而化瘀，见包就化瘀而去包，一定要明白瘀阻可以是气血亏虚所致、可以是痰湿阻滞所致、可以是血热而凝所致，也可以是寒湿寒痰而滞，疾病并非单一证型所致。

04 湿热瘀结——质胖苔黄

| 主症 | 包块疼痛拒按，连及腰骶部，带下量多，五色杂见或黄绿如脓，质稠有臭气，经期提前、量多，经期疼痛加剧，身热口渴，心烦不宁，大便秘结、小便短赤 |

舌象分析

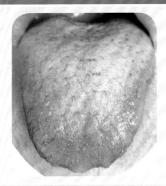

上焦	❶ 头晕、头胀——舌尖红，为心火旺盛，火热上扰清窍。 ❷ 乳腺增生——舌尖两侧隆起、略胖大，为湿热瘀阻经络。 ❸ 心烦易怒、失眠——舌尖红，为热扰心神。
中焦	❹ 胃胀、反酸——舌中胖大、苔腻，为脾胃湿热。 ❺ 口苦、口臭——舌中胖大、两边红，为湿热上泛。 ❻ 急躁易怒——舌两边色红，为肝胆湿热，肝胆气机不利。
下焦	❼ 腰膝酸软——舌根胖大、苔腻，为肾虚兼有下焦湿浊
治则	清热利湿，化瘀消癥

方药	大黄牡丹汤加木通、茯苓
方歌	**大黄牡丹汤** 金匮大黄牡丹汤，桃仁芒硝冬瓜仁， 肠痈初起腹按痛，尚未成脓服之消
处方	大黄（后下）5~10g、牡丹皮 10g、桃仁 10g、芒硝（冲服）10g、冬瓜仁 15~30g、木通 6g、茯苓 20g。 7 剂，水煎服，每次 300ml，早、晚温服
方解	大黄泻火逐瘀，通便解毒；牡丹皮凉血清热，活血散瘀，二者合用，共泻肠腑湿热瘀结，为方中君药。芒硝软坚散结，协大黄荡涤实热，促其速下；木通通利湿热；桃仁性善破血，助君药以通瘀滞，俱为臣药。冬瓜仁清理利湿，导肠腑垢浊，排脓消痈，是为佐药，茯苓健脾化湿不伤正。本方攻下、泻热与逐瘀并用，使瘀结、湿热速下，痛随利减，痈肿得消，诸症自愈

癥瘕治疗小妙招

癥瘕积聚为多种因素导致气血凝滞、运行不畅所致，我们在临床中治疗时，在辨证论治的基础上，也可以配合一些小技巧，达到更好的效果。

癥瘕积聚常为气血耗伤导致血运不利，或者癥瘕积聚日久耗伤正气，导致气虚血瘀。在治疗过程中，可以参考张锡纯《医学衷中参西录》中记载："参、芪能补气，得三棱、莪术以流通之，则补而不滞，而元气愈旺。元气既旺，愈能鼓舞三棱、莪术之力以消癥瘕，此其所以效也。"治疗妇科癥瘕疾病，属于气虚血瘀者，可以用党参 30~60g，黄芪 15~60g，三棱、莪术各 5~10g 来进行治疗；属于血热阴伤导致的血瘀，可以用北沙参 30g，三棱、莪术各 5~10g 配伍治疗。

小腹宜揉：妇科癥瘕积聚在下焦，局部气血不通。关元穴、气海穴具有培补元气、温经行气、活血的功效，临床中可用于治疗小腹疾患、妇人疾患、肠胃疾患及虚证。在治疗癥瘕积聚时，双手合掌，以顺时针沿关元穴、气海穴在下腹部画圆按揉，增加局部血供，培补元气，提升疗效。

腰后部宜拍：腰骶部有 8 个穴位，即八髎穴，左、右各四个，分为上髎穴、次髎穴、中髎穴、下髎穴，具有疏通气血、调整水液、培补元气的作用。双手握空拳，用手背侧面自上而下沿八髎穴拍打，每天拍打 200 次，可以补充元气，行气活血，滋养肾精，不仅能治疗癥瘕积聚，对腰痛、不孕症等都有佳效。

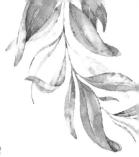

第
二
节

盆腔炎性疾病

<table>
<tr>
<td>盆腔炎性疾病</td>
<td>女性盆腔生殖器官及其周围结缔组织和腹膜的急性炎症，是妇科的常见病，多发生在性活跃期、有月经的女性，初潮前、无性生活和绝经后女性很少发生。炎症可局限于一个部位，也可同时累及几个部位，以输卵管炎、输卵管卵巢炎最常见。盆腔炎性疾病缓解后遗留的组织破坏、广泛粘连、增生及瘢痕形成，称为盆腔炎性疾病后遗症</td>
</tr>
</table>

一、急性盆腔炎

急性盆腔炎的常见症状为下腹部疼痛、发热和带下量多臭秽，主要发病机制为热、毒、湿交结，与气血相搏，邪正相争。

01 热毒炽盛——舌质红或暗

<table>
<tr>
<td>主症</td>
<td>下腹疼痛拒按，带下量多，色黄或赤白相兼，质稠如脓血，味臭秽，经量多或淋漓不尽，高热腹痛，恶寒战栗，口苦咽干，大便秘结，小便短赤</td>
</tr>
</table>

舌象分析

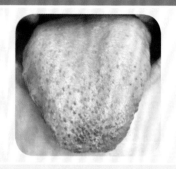

上焦	❶ 头晕、头胀痛——舌尖红，为心火旺盛，火热上扰清窍。 ❷ 咽干——舌尖红，为热灼津伤。 ❸ 心烦易怒、失眠——舌尖红，为热扰心神。
中焦	❹ 胃胀、反酸——舌中胖大，为湿浊阻滞，运化无力。 ❺ 口苦、口臭——舌中胖大，两边暗红，为肝胆湿热。 ❻ 急躁易怒——舌两边胖大、暗红，为肝胆气机不利，郁而化火。
下焦	❼ 腰膝酸软——舌根胖大，为肾阳不足。 ❽ 黄带多，外阴瘙痒——舌根苔黄腻，为下焦湿热
治则	清热解毒，利湿排脓
方药	五味消毒饮合大黄牡丹汤

	五味消毒饮	大黄牡丹汤
方歌	五味消毒治诸疔， 银花野菊蒲公英； 紫花地丁天葵子， 煎加酒服效非轻	金匮大黄牡丹汤， 桃仁芒硝冬瓜仁， 肠痈初起腹按痛， 尚未成脓服之消

处方	大黄（后下）5~10g、牡丹皮10g、桃仁10g、芒硝（冲服）10g、冬瓜仁15~30g、金银花10~30g、连翘10~15g、野菊花10g、蒲公英10~15g、天葵子10g、紫花地丁10g。 7剂，水煎服，每次300ml，早、晚温服

| 方解 | 大黄泻火逐瘀，通便解毒，牡丹皮凉血清热，活血散瘀，二者合用，共泻肠腑湿热瘀结。金银花、野菊花、连翘，清热解毒散结，金银花入肺胃，可解中、上焦之热毒，野菊花入肝经，专清肝胆之火，连翘入心经，长于清心火。蒲公英、紫花地丁均具清热解毒之功，为治痈疮疔毒之要药，蒲公英兼能利水通淋，泻下焦之湿热，与紫花地丁相配，善清血分之热结。天葵子能入三焦，善除三焦之火；芒硝软坚散结，协大黄荡涤实热，促其速下；桃仁性善破血，助君药以通瘀滞；冬瓜仁清理利湿，导肠腑垢浊，排脓消痈。本方攻下、清热、泻热与逐瘀并用，使结瘀、湿热速下，痛随利减，痈肿得消，诸症自愈 |

02 湿热瘀结——质胖苔黄

| 主症 | 下腹疼痛拒按或胀满，带下量多，色黄质稠，味臭秽，经量多，经期延长，淋漓不尽，热势起伏，寒热往来，大便溏或燥结，小便短赤 |

舌象分析

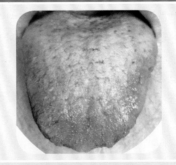

上焦	❶ 头晕、头胀——舌尖红，为心火旺盛，火热上扰清窍。
	❷ 乳腺增生——舌尖两侧隆起、略胖大，为湿热瘀阻经络。
	❸ 心烦易怒、失眠——舌尖红，为热扰心神。

中焦	④ 胃胀、反酸——舌中胖大、苔黄略腻，为脾胃湿热。 ⑤ 口苦、口臭——舌中胖大、边红、苔黄，为湿热上泛。 ⑥ 急躁易怒——舌两边色红，为肝胆湿热，肝胆气机不利。
下焦	⑦ 腰膝酸软——舌根胖大、苔腻，为肾虚兼有下焦湿浊
治则	清热利湿，化瘀止痛
方药	仙方活命饮加减
方歌	*仙方活命饮* 仙方活命金银花，防芷陈皮皂山甲； 贝母花粉及乳没，赤芍甘草酒归尾
处方	金银花 10~15g、防风 10g、白芷 5g、陈皮 10g、皂角刺 10g、穿山甲 6~8g、浙贝母 10g、天花粉 10g、乳香 10g、没药 10g、赤芍 10g、生甘草 10g、当归尾 10g。 7 剂，水煎服，每次 300ml，早、晚温服
方解	金银花性味甘寒，最善清热解毒疗疮，前人称之为"疮疡圣药"，故重用为君。然单用清热解毒，则气滞血瘀难消，肿结不散，又以当归尾、赤芍、乳香、没药、陈皮行气活血通络，消肿止痛，共为臣药。疮疡初起，其邪多羁留于肌肤腠理之间，更用辛散的白芷、防风相配，通滞而散其结，使热毒从外透解；气机阻滞每可导致液聚成痰，故配用浙贝母、天花粉清热化痰散结，可使脓未成即消；穿山甲、皂角刺通行经络，透脓溃坚，可使脓成即溃，均为佐药。生甘草清热解毒，并调和诸药；煎药加酒者，借其通瘀而行周身，助药力直达病所，共为使药。诸药合用，共奏清热解毒、消肿溃坚、活血止痛之功

二、慢性盆腔炎

慢性盆腔炎的主要病机为正气未复，余邪未尽，风寒湿热、虫毒之邪乘虚内侵，致气机不畅，瘀血阻滞，蕴结胞宫、胞脉，反复进退，耗伤气血，缠绵难愈。

湿热瘀结——舌胖苔黄

主症	少腹隐痛或疼痛拒按，痛连腰骶，低热起伏，带下量多、色黄、质稠，胸闷纳呆，口干不欲饮，便溏或秘结，小便赤

舌象分析

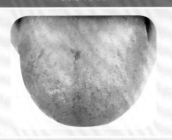

上焦	❶ 头晕——舌尖胖大，为气血不足，清窍失养。 ❷ 颈椎不好——舌尖中部凹陷，为营卫不和。 ❸ 心烦易怒、失眠——舌尖略红，为热扰心神。 ❹ 慢性咽炎——舌尖中部凹陷，为肺气不足，咽喉不利。
中焦	❺ 胃胀、反酸——舌中胖大，凹陷，为脾胃虚弱，兼有湿热，运化无力。 ❻ 急躁易怒——舌两边色红，略有齿痕，为湿热阻滞肝胆，肝胆气机不利。
下焦	❼ 腰膝酸软——舌根胖、凹陷，为肾阳不足。 ❽ 白带多，外阴瘙痒——舌根胖大、质红，兼有黄腻苔，为下焦湿热
治则	清热利湿，化瘀止痛
方药	银甲丸加减
方歌	**银甲丸** 银甲银翘升麻藤，公英鳖甲紫地丁； 椿蒲青叶并琥珀，茵桔湿热带下停

处方	金银花 10~15g、连翘 10g、升麻 10g、生鳖甲（先煎）10~30g、红藤 15g、蒲公英 10g、紫花地丁 10g、茵陈 10~20g、大青叶 10g、椿白皮 10g、生蒲黄 10g、桔梗 10g、琥珀粉（冲服）3g。7 剂，水煎服，每次 300ml，早、晚温服
方解	金银花、连翘、升麻、蒲公英、紫花地丁、大青叶、桔梗清热解毒，消肿散结；鳖甲、红藤、琥珀活血通经；茵陈、椿白皮清热燥湿；蒲黄凉血止血

02 气滞血瘀——舌质紫暗

主症	少腹胀痛或刺痛，经期腰腹疼痛加剧，量多有块，块出则痛减，带下量多，情志抑郁，乳房胀痛

舌象分析

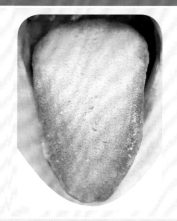

上焦	❶ 颈椎不好——舌尖中部略凹陷，为营卫不和。 ❷ 慢性咽炎——舌尖中部略凹陷，为肺气不足，咽喉不利。 ❸ 胸闷、喜太息——舌尖部色暗，为气血运行不畅，心脉不畅。

中焦	④ 胃胀、反酸——舌中部凹陷，为脾胃虚弱，但舌两边质暗，多为肝气乘脾。 ⑤ 胁胀满痛——舌两边为肝胆，舌两边胖大、质暗，为肝胆气机不畅，气血运行受阻。
下焦	⑥ 腰膝酸软——舌根胖大、凹陷，为肾阳不足。 ⑦ 经期腹痛或血块多、带下暗黑——舌质紫暗，多为瘀阻胞宫
治则	活血化瘀，理气止痛
方药	膈下逐瘀汤加减
方歌	**膈下逐瘀汤** 膈下逐瘀桃牡丹，赤芍乌药元胡甘； 归芎灵脂红花壳，香附开郁血亦安
处方	五灵脂 6g、当归 9g、川芎 6g、桃仁 9g、牡丹皮 6g、赤芍 6g、乌药 6g、延胡索 3g、炙甘草 9g、香附 5g、红花 9g、枳壳 5g。 7 剂，水煎服，每次 300ml，早、晚温服
方解	本方用当归、川芎、桃仁、红花、赤芍、牡丹皮活血化瘀、消积止痛；五灵脂、香附、乌药、延胡索行气散结止痛；甘草缓急止痛，调和诸药；枳壳合桃仁，一走气分，一走血分，两药合用可通腑泻下、调和气血。诸药合用，共奏活血化瘀、消积止痛之功

03　寒凝湿滞——舌胖质淡

主症	小腹冷痛或坠胀疼痛，经行加剧，喜热恶寒，得热则减，经期错后，色黯，带下淋漓，神疲乏力，腰骶冷痛，小便数

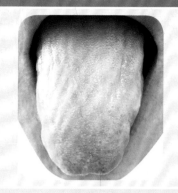

上焦	❶ 头晕、头胀、头痛——舌尖红点，为湿邪郁久化热，气血逆乱。 ❷ 颈椎不好——舌尖中部凹陷，为营卫不和。 ❸ 慢性咽炎——舌尖中部隆起，有红点，为湿热阻滞咽喉。 ❹ 乳腺增生——舌尖中部两侧凸起，为增生标志。
中焦	❺ 胃胀、纳差——舌中部为脾胃区，色淡暗，中央略凹陷，为脾虚湿盛寒凝，气血不畅。 ❻ 胁胀满——舌两边为肝胆，舌质淡暗、苔略腻，为湿阻气机，土虚木乘。
下焦	❼ 腰膝酸软——舌根略腻，为肾阳不足。 ❽ 双下肢沉重、怕冷——舌根苔腻，为肾阳不足，下焦寒湿。 ❾ 白带多——舌根白腻，为脾虚生湿，肾虚带脉失约而致湿浊下注
治则	祛寒除湿，活血化瘀
方药	少腹逐瘀汤加减
方歌	**少腹逐瘀汤** 少腹逐瘀小茴香，延胡没药芎归姜； 官桂赤芍蒲黄脂，经黯腹痛急煎尝

处方	小茴香 10g、干姜 10g、延胡索 10g、没药 5g、当归 15g、川芎 5~10g、肉桂 10g、赤芍 10~15g、蒲黄 10g、五灵脂 10g。 7 剂，水煎服，每次 300ml，早、晚温服
方解	本方取《金匮要略》温经汤之意，合失笑散化裁而成少腹逐瘀汤。方中五灵脂、蒲黄活血祛瘀，散结止痛，共为君药。其中五灵脂用妙，重在止痛而不损胃气；蒲黄生用，重在活血祛瘀。川芎、当归乃阴中之阳药，血中之气药，配合赤芍补血、行气、活血，散滞调经，为臣药。延胡索、没药利气散瘀，消肿定痛；小茴香、干姜、肉桂温经散寒，通达下焦，共为佐药。全方有活血祛瘀、温经散寒、散结止痛之功效

04　气虚血瘀——舌淡紫暗

主症	下腹疼痛结块，缠绵日久，痛连腰骶，经行加重，量多有块，带下量多，精神疲乏无力，食少纳呆

舌象分析

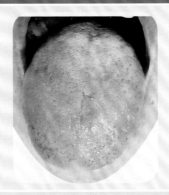

上焦	❶ 气短、乏力——舌尖胖大、质暗，为瘀阻经络，气血不足。 ❷ 头晕——舌尖胖大，为气血亏虚，清窍失养。

中焦	❸ 胃胀——舌中质胖，为脾胃虚弱，运化无力。 ❹ 胁胀——舌两边质暗，为肝胆湿滞，气机不畅。
下焦	❺ 腰膝酸软、腿沉腿凉——舌根胖大，为肾阳不足，寒凝经脉。 ❻ 小腹冷痛、白带多——舌根胖大，为胞宫寒冷，阳气不能温煦，气虚不固
治则	益气养血，活血化瘀
方药	理冲汤加减
方歌	**理冲汤** 理冲参芪术山药，花粉知母棱术金； 医学衷中参西录，尤治慢盆气瘀型
处方	生山药30g、天花粉15g、知母10g、黄芪30g、三棱10g、莪术10g、鸡内金20g、党参10g、炒白术30g。 7剂，水煎服，每次300ml，早、晚温服
方解	党参配白术补气健脾，用黄芪取其大补脾胃之元气，使气旺促进血行、祛瘀而不伤正；山药健脾补气；三棱、莪术破血、行气、消癥；党参、黄芪、白术得三棱、莪术之力则补而不滞，破血消癥之品得党参、黄芪、白术致不伤正气。天花粉和知母都有清阳明胃热的功效，但天花粉并能益胃生津，知母兼能滋阴降火。知母苦寒滑降，多用可伤胃肠引起泻泄，天花粉甘凉益胃又能生津，对胃有益无损，合鸡内金健脾开胃，使脾胃气机得升，气血得化。全方共奏健脾补气、化瘀消癥之功

帝曰：人年老而无子者，材力尽邪？将天数然也？

岐伯曰：

女子七岁，肾气盛，齿更发长。

二七而天癸至，任脉通，太冲脉盛，月事以时下，故有子。

三七肾气平均，故真牙生而长极。

四七筋骨坚，发长极，身体盛壮。

五七阳明脉衰，面始焦，发始堕。

六七三阳脉衰于上，面皆焦，发始白。

七七任脉虚，太冲脉衰少，天癸竭，地道不通，故形坏而无子也。

丈夫八岁，肾气实，发长齿更。

二八肾气盛，天癸至，精气溢泻，阴阳和，故能有子。

三八肾气平均，筋骨劲强，故真牙生而长极。

四八筋骨隆盛，肌肉满壮。

五八肾气衰，发堕齿槁。

六八阳气衰竭于上，面焦，发鬓颁白。

七八肝气衰，筋不能动，天癸竭，精少，肾脏衰，形体皆极。

八八则齿发去。

肾者主水，受五脏六腑之精而藏之，故五脏盛，乃能泻。

——《黄帝内经·上古天真论》

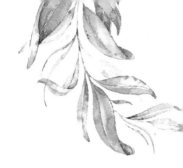

第
三
节

不孕症

不孕症	女子与配偶同居1年，性生活正常，未避孕而未孕者；或曾有过妊娠，未避孕而又1年未再受孕者，称为不孕症。前者为原发性不孕，又称为"无子""全不产"；后者为继发性不孕，又称为"断绪"

　　男女媾精，胎孕乃成。所谓父精母血，为受胎成孕的必要物质基础。故傅氏对种子养胎重以养血保精为主，如他在讲身瘦不孕时，提出精血不足不能摄精成孕，创制了"养精种玉汤"。重用熟地黄以滋肾水，当归、白芍以养肝血，山茱萸益肝肾而添精血，俾精血充沛，肝肾得养，冲任自调，则摄精成孕，期日可待。傅氏善用前人方剂化裁，即以四物汤去川芎加山茱萸而成，一药之差，则方意大变。傅山种子胎孕，审因辨证，治法各异。所论之中，有因火因寒，因虚因实，如痰湿为患、疝瘕成疾、脾气虚弱、肝气郁结、肾气亏损等，均可导致不孕。可谓法中有法，不失辨证。

01 肾气虚——舌根胖大

主症	婚久不孕（2年以上），月经不调，周期或先或后，量或多或少，头晕耳鸣、腰膝酸软、大便溏薄、小便清长、夜尿多

舌象分析

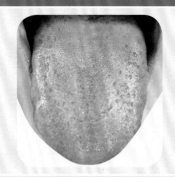

上焦	❶ 头晕——舌尖胖大、质淡，为气血不足，阳气亏虚，清阳不升，清窍失养。 ❷ 慢性咽炎——舌尖中部凹陷，为肺气不足，咽喉不利。 ❸ 颈椎不好——舌尖中部凹陷，为营卫不和。
中焦	❹ 胃胀——舌中胖大、质淡，苔白，为脾胃虚弱，运化无力。
下焦	❺ 腰膝酸软，不孕——舌根胖大、质淡，为肾气不足，胞宫失养
治则	补肾益气，温养冲任
方药	毓麟珠加减
方歌	**毓麟珠** 毓麟珠中八珍汤，杜仲川椒菟鹿霜； 温肾养肝调冲任，经乱无胎此方商
处方	党参 10~15g、炒白术 15g、茯苓 20g、白芍 10g、川芎 10g、炙甘草 10g、当归 10~20g、熟地黄 10~30g、菟丝子 20g、杜仲 15g、鹿角霜 10g、川椒 10g。 7 剂，水煎服，每次 300ml，早、晚温服
方解	菟丝子、鹿角霜、杜仲补肾强腰膝而益精髓，四君子补气，配四物以养血，佐川椒温督脉以扶阳。全方既养先天肾气以生髓，又补后天脾气以化血，并佐以调和血脉之品，使精充血足，冲任得养，胎孕乃成

肾阳虚——舌胖质淡

主症	婚久不孕（2年以上），月经后期、量少、色淡、质稀，性欲淡漠、带下量多，小腹冷痛、喜温喜按，头晕耳鸣、腰膝酸软

舌象分析

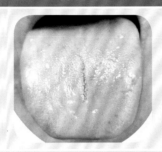

上焦	❶ 头晕、健忘——舌尖胖大、质淡，为气血不足，清窍失养。 ❷ 胸闷、气短、乏力——舌尖质淡，为肺气不足，心血不足。
中焦	❸ 胃胀——舌中胖大，为脾胃虚弱，运化无力。 ❹ 困重犯懒——舌中胖大、质淡，为气血不足，四肢失养。 ❺ 大便不成形——舌中后部质淡、胖大，略为水滑舌，为胃肠虚弱，水湿停聚。
下焦	❻ 腰膝酸软、腿沉腿凉——舌根胖大、质淡，为肾阳不足，寒湿阻滞，络脉不通。 ❼ 宫寒不孕——舌根胖大、质淡，为肾阳不足，气血不充，胞宫寒凉，失于温煦
治则	温肾暖宫，调补冲任
方药	温胞饮加减
方歌	温胞饮 胞寒不孕用温胞，白术巴戟参桂饶； 附子杜仲补骨脂，菟丝芡实及山药

处方	党参 10g、炒白术 30g、巴戟天 10~15g、补骨脂 10g、杜仲 10~15g、菟丝子 20g、芡实 20g、山药 30g、肉桂 5g、附子（先煎）10g。 7 剂，水煎服，每次 300ml，早、晚温服
方解	巴戟天、补骨脂、菟丝子补肾助阳益精气；肉桂、附子温肾助阳化阴；党参、白术益气健脾而除湿；山药、芡实补肾涩精止遗；杜仲可止腰痛

03 肾阴虚——舌红无苔

主症	婚久不孕（2 年以上），月经先期、量少、色鲜红、质稠，两颧红赤、五心烦热、口干咽燥、失眠多梦、腰膝酸软

舌象分析

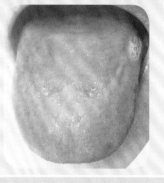

上焦	❶ 头胀——舌尖胖、质红，为虚火上扰。 ❷ 口干、咽干——舌尖质红、无苔，为热盛灼伤津液。 ❸ 失眠——舌尖红，为热扰心神，心神不宁。 ❹ 眼睛干涩——舌两边红，为肝胆火盛。
中焦	❺ 胃脘烧灼感——舌中质红，为胃火内炽，灼伤血络。

下焦	⑥ 腰膝酸软、盗汗——舌根质红，为阴虚火旺。
	⑦ 五心烦热——舌根质红，为虚火内扰。
	⑧ 不孕——舌根质红，为虚火扰动胞宫
治则	滋肾养血，调补冲任
方药	养精种玉汤加减
方歌	**养精种玉汤**
	养精种玉四物宜，除却川芎加山萸；
	肝肾得养精血足，血虚不孕此方施
处方	当归 20g、白芍 10g、熟地黄 15g、山茱萸 10g。
	7 剂，水煎服，每次 300ml，早、晚温服
方解	当归补血养肝、和血调经，为君药；熟地黄滋阴补血，山茱萸补肝肾，为臣药；白芍养血柔肝和营，为佐药。四味合用，可使营血调和

04 肝气郁结——舌边红暗

| 主症 | 婚久不孕（2 年以上），周期或先或后，量或多或少，小腹胀痛，胸胁、乳房胀满，精神抑郁、善太息、烦躁易怒 |

舌象分析

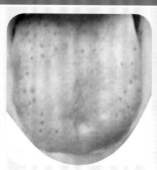

上焦	❶ 头晕——舌尖胖大，为气血不足，清窍失养 ❷ 颈椎不好——舌尖中部凹陷，为营卫不和。 ❸ 慢性咽炎——舌尖中部凹陷，为肺气不足，咽喉不利。
中焦	❹ 胃胀、反酸——舌中部凹陷，为脾胃虚弱，但舌两边质红，多为肝火旺盛所致肝气乘脾。 ❺ 胁胀满、口苦——舌两边为肝胆，舌质胖大、略红，为湿热阻遏肝胆气机。
下焦	❻ 腰膝酸软——舌根胖大，为肾阳不足。 ❼ 双下肢沉重、湿冷、多潮汗——舌根胖大，为肾阳不足，但舌质红为下焦湿热，热迫汗出则多汗，汗多散热则又出现湿冷，所以，此种舌象常见寒热错杂、忽冷忽热交替出现。 ❽ 不孕——舌根胖大，为肾阳不足兼有湿邪，而舌两边胖大，多为肝寒、肝气不疏，出现此种舌象，多气机不畅，寒凝胞宫，胞宫失养
治则	疏肝解郁，理血调经
方药	开郁种玉汤加减
方歌	**开郁种玉汤** 开郁种玉芍术归，香附丹苓花粉齐； 肝气郁结人当服，连服一月孕可喜
处方	白芍 10g、当归 10~20g、炒白术 10g、茯苓 10g、牡丹皮 10g、香附 10g、天花粉 10g。 7 剂，水煎服，每次 300ml，早、晚温服
方解	白芍敛阳疏肝，当归补血疏肝，白术、茯苓共用协调肝脾，香附行气疏肝，天花粉养肺平肝，牡丹皮辛行苦泄，有活血化瘀，散瘀消痈之功，善于清泄肝火。全方运用平肝、养肝、抑肝等多种方法达到开郁的效果

　　我们看了这么多舌象，不知道大家注意了没有，很多舌象并不是单单一个症状，往往兼具其他脏器的症状和很多症候。这也提示

我们，学习舌诊也好，治疗病症也好，一定要有全局的观念，病情是复杂的，症候更是兼具很多，是错综复杂的、综合性的，很多都糅合到一起。随着疾病的发展，甚至出现了证候谁先发生、谁后发生都已经模糊不清了。

05 痰湿内阻——舌胖苔白

主症	婚久不孕（2年以上），形体肥胖、月经后期，甚则发展为闭经，胸闷呕恶、头晕心悸、口腻纳呆、带下量多质稠如痰状、神疲肢倦

舌象分析

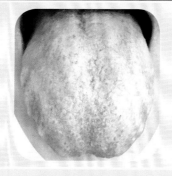

上焦	① 头晕、乏力——舌尖胖、质淡，为气血不足，清窍失养。 ② 颈椎不好——舌尖中部凹陷，为营卫不和。 ③ 慢性咽炎——舌尖中部凹陷，为肺气不足，咽喉不利。 ④ 乳腺增生——舌尖中部两侧凸起，为增生标志。 ⑤ 健忘——舌尖胖大，为气血不足，脑髓空虚。
中焦	⑥ 胃胀、纳差——舌中部为脾胃区，质胖，为脾虚湿盛。 ⑦ 胁胀满——舌两边为肝胆，舌质胖大，为湿邪阻遏肝胆气机。 ⑧ 泄泻——舌中胖大，为脾虚湿盛，水谷不化，清浊不分，而发为泄泻。

下焦	⑨ 腰膝酸软——舌根胖大，为肾阳不足。 ⑩ 不孕——舌根胖大，苔白腻，为肾阳不足，痰湿内阻胞宫。 ⑪ 白带多——舌根白腻，为脾虚生湿，肾虚带脉失约而致湿浊 　　下注
治则	燥湿化痰，行滞调经
方药	苍附导痰丸加减
方歌	**苍附导痰丸** 苍附导痰叶氏方，陈苓夏草南星姜； 燥湿祛痰行气滞，痰浊经闭此方商
处方	苍术 10g、香附 10g、陈皮 10g、胆南星 5~10g、半夏 9g、茯 苓 10~20g、炙甘草 10g、生姜 10g。 7 剂，水煎服，每次 300ml，早、晚温服
方解	苍术辛温性燥，燥湿健脾；半夏辛温，燥湿化痰，降逆止呕；生姜 辛温，温中健脾化痰；陈皮辛苦性温，燥湿化痰，理气和中；茯苓 甘平而淡，甘能健脾和中，淡能利水渗湿，断其源，竭其流，则湿 无所聚；甘草助茯苓健脾和中，兼制半夏之毒，调和诸药为使。全 方共奏燥湿化痰、理气和中之功，为治湿痰证之主方。加入香附、 胆南星，理气、活血、清热

06 瘀滞胞宫——舌质紫暗

　　走在生儿育女的这条路上，很不易，而血瘀不孕是不孕症证型之一。如果把人体的血液看作交通马路，那么血瘀就像马路交通不通畅一样，但还可以动，而瘀血可以认为是马路交通堵塞。这两个是截然不同的。

　　血瘀是天上掉下来的吗？肯定不是，往往是我们自造、自销！如果自销不出去就坏事儿了。

我们来看看原因吧。

☺ 多因经期或者产后余血未净——留滞所伤。

☺ 情伤——因情志内伤，比如经常耍小脾气，一会儿高兴，一会儿不高兴，造成血管一会儿痉挛收缩，一会儿舒张，波动比较大，使气血运行不畅。情志所伤者，兼见胸胁胀满，烦躁易怒，乳房胀痛，宜行气理血。

☺ 感受寒邪，血受寒凝——寒伤。造成血瘀气滞，内阻冲任胞脉，经水失调，精难纳入，难于受孕成胎。症见经期错后，经行不畅，血块较多，腹痛拒按。因感受寒邪者，兼见手足不温，小腹冷痛，治宜温经散寒。

☺ 劳伤——多产，流产，劳力，房劳过度，素体脾胃不和，肾气不足等，致使气血虚弱、推动无力、血流缓慢所致。

舌上多有瘀斑或者舌质紫暗。

主症	婚久不孕（2年以上），月经后期、量或多或少，色紫黑夹块，小腹疼痛拒按、块下则痛减、肛门坠胀不适，性交痛

| 舌象分析 | |

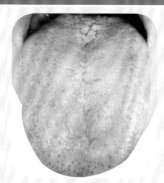

上焦	❶ 头晕——舌尖胖大，兼有瘀点，为气血不足，兼有瘀滞。
	❷ 慢性咽炎——舌尖凹陷，为肺气不足，咽喉不利。
	❸ 颈椎不好——舌尖中部凹陷，为营卫不调。

中焦	④ 胁胀——舌边胖，为肝胆湿滞。 ⑤ 胃胀、纳差——舌中部胖大，为脾胃湿阻，气机不畅。
下焦	⑥ 腰酸、腿沉、腿凉——舌根凹陷，多为肾阳不足，寒凝经脉。 ⑦ 经行少腹疼痛、血块多——舌根胖大，舌尖紫暗，为心血瘀阻兼有下焦寒凝、肾阳不足、气虚，兼有的证型比较多
治则	逐瘀荡胞，调经助孕
方药	膈下逐瘀汤加减
方歌	**膈下逐瘀汤** 膈下逐瘀桃牡丹，赤芍乌药元胡甘； 归芎灵脂红花壳，香附开郁血亦安
处方	五灵脂 6g、当归 9g、川芎 6g、桃仁 9g、牡丹皮 6g、赤芍 6g、乌药 6g、延胡索 3g、炙甘草 9g、香附 5g、红花 9g、枳壳 5g。 7 剂，水煎服，每次 300ml，早、晚温服
方解	当归、川芎、桃仁、红花、赤芍、牡丹皮活血化瘀、消积止痛；五灵脂、香附、乌药、延胡索行气散结止痛；甘草缓急止痛，调和诸药；枳壳合桃仁，一走气分，一走血分，两药合用可通腑泻下、调和气血。诸药合用，共奏活血化瘀、消积止痛之功

不孕症的治疗，切莫全放在胞宫上

现代生活节奏加快，饮食生活方式改变，导致不孕症也成为了常见病。中医将子宫称为胞宫，是孕育胎儿的地方，需要大量的气血、营养物质供应，才能维持胎儿良好的生长发育。那么在治疗的时候，重在关注气血。我们看一下不孕症患者胞宫的气血供应为何会受到扰动。

第一，气血供应不足

水源亏乏：胞宫气血与人体气血就像河流与湖泊的关系，人体气血像河流一样，源源不断地注入胞宫这个大湖泊，湖泊血流充足，生态才能维持平衡，胞宫才能发挥经、带、胎、产的功能。当人整体血流亏乏，河流水不足，自然就会导致胞宫湖泊气血不足。就像很多脾胃不好，营养吸收障碍，或者过度减肥的人，整体气血都不足，你怎么指望胞宫气血足呢，这时候第一要务就是补脾胃以益气养血，增加水源。

运送乏力：人体的血液靠什么运送呢？靠一身的阳气，阳气具有推动温煦的作用。阳气不足，就像南方的阴雨天一样，又寒又潮，整个人都哆哆嗦嗦、懒洋洋的，胞宫也是如此。人体气血偏寒、寒湿内生、运行乏力，这就导致子宫不仅血量不够，还给冻住了，千里冰封，万里雪飘，气血都不活动了，你怎么让这个庄稼地能种庄稼呢。临床观察发现，冷美人往往较难受孕，我们所说的宫寒就是指这些人群。

第二，气血供应受阻

刚才讲到了，胞宫气血就像湖泊，人体气血供应就像河流，当河道通畅，没有阻拦，就会供应顺畅，胞宫就能发挥正常生理功能；当河道被淤泥、大坝阻拦，水流无法流入湖泊，自然就会导致胞宫气血供应受阻，相对不足。这个淤泥、大坝就像人体的痰湿水饮、瘀血，阻碍了气血的运行。

痰湿大多与现代的生活饮食习惯有关，暴饮暴食、嗜食肥甘厚腻、辛辣炙煿导致脾胃受损，脾胃不能正常发挥生理作用，出现痰、湿、水、饮等产物，阻滞经脉，导致胞宫气血供应受阻，多囊卵巢综合征、代谢综合征多与此有关。

瘀血就是血液运行不畅，形成的原因较多，如寒凝、热盛、气滞、手术外伤等均可导致，在临床中也非常常见。天气转寒，河流冰封，人体外寒或内寒均可导致气血运行不利，多见于贪凉饮冷、穿衣过度单薄或素体阳虚者。热邪太重，也会导致血液熬干了，使血流速度减缓，多见于脾气暴躁、嗜食辛辣刺激食物的患者。气能行血，情绪不佳患者，气机不畅，也会导致瘀血的产生，多见于长期郁闷的白领患者。另外，一些手术导致的结构改变，也会影响血运，见于多次人工流产、外伤手术等患者。

第三，阶段性气血供应不佳

情绪会导致气血的重新分配，当情绪急躁或郁闷时，气血被调配到大脑、肝等，就会出现头晕脑涨、胁痛等。情绪不佳时间相对比较短，对人体影响不大；时间相对较长时，就会影响月经；如果长期持续时，胞宫气血相对不足，就会导致不孕症（多见于工作压力大、长期精神压抑的白领或农村女性患者）。这也就是很多患者，调换了工作、改善了居住环境后，或采用疏肝而未使用补肾补血等方法，不孕症痊愈的道理所在。

治疗不孕症，关注胞宫的气血运行，而不是只盯着胞宫，也不要一看到不孕症就补肾养血，要关注全身的气血与胞宫的关系，才能取得较好的疗效。

阴挺

阴挺	子宫下脱，甚则挺出阴户以外，或阴道壁膨出；前者为子宫脱垂，后者为阴道壁膨出，统称阴挺，又称"阴脱""子宫脱出"

01 气虚——舌质淡白

我们在用劲儿提重物的时候，精气满满，就会感觉不是那么沉重，如果提的时间较久或者气血不足，耗伤气血的情况下，就会感觉很无力，并且提的重物越来越沉。那么对于子宫这个小小的脏器"重物"来说也是一样，一旦子宫周围维系子宫的韧带没有精、气、神儿了，就提不动子宫，子宫就会顺便出来转一转，遛个弯儿。

《黄帝内经》中记载："清阳出上窍，浊阴出下窍"，意思是清阳之气上升而荣养上窍，浊阴之气下降而滋养下窍；而一旦"清气在下，则生飧泄；浊气在上，则生䐜胀"，也就是说清阳之气该升的时候没升，就会导致消化不良，引起泄泻。另外，对脏腑维系和升举的力量减弱，就会出现胃下垂、子宫脱垂、脱肛等；浊阴之气该下降的时候没下降，在上面郁积了，就会胸膈胀满。

所有这些都会让我们耳目一新，从而更加了解气虚所造成的很多病症。

主症	子宫下移，甚者脱出于阴道口外，劳则脱出，卧则收入，面色㿠白、神疲肢倦、腹胀纳呆、面浮肢肿、大便溏薄、带下量多

舌象分析

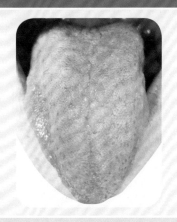

上焦	❶ 头晕、乏力——舌尖胖、质淡，为气血不足，清窍失养。 ❷ 颈椎不好——舌尖中部凹陷，为营卫不和。 ❸ 慢性咽炎——舌尖中部凹陷，为肺气不足，咽喉不利。
中焦	❹ 胃胀、纳差——舌中部为脾胃区，质胖，为脾胃虚弱。 ❺ 胁胀满——舌两边为肝胆，舌质胖大，与脾胃区泾渭分明，为湿阻肝胆，气机不利。
下焦	❻ 腰膝酸软——舌根胖大，为肾阳不足。 ❼ 阴挺——舌根胖大，为气血亏虚，兼有肾阳不足
治则	补中益气，升阳举陷
方药	补中益气汤加减
方歌	**补中益气汤** 补中益气芪术陈，升柴参草当归身； 升阳举陷功独擅，气虚发热亦堪斟

处方	黄芪 15g、党参 15g、炒白术 10g、炙甘草 15g、当归 10g、陈皮 6g、升麻 6g、柴胡 12g、生姜 9 片、大枣 6 枚。 7 剂，水煎服，每次 300ml，早、晚温服
方解	本方重用黄芪，味甘微温，入脾、肺经，补中益气，升阳固表，为君药。配伍党参、炙甘草、白术补气健脾为臣，与黄芪合用，以增强其补益中气之功。血为气之母，气虚时久，营血亦亏，故用当归养血和营，协党参、黄芪以补气养血；陈皮理气和胃，使诸药补而不滞，生姜、大枣升散脾胃之气津，共为佐药。并以少量升麻、柴胡升阳举陷，协助君药以升提下陷之中气，《本草纲目》谓："升麻引阳明清气上升，柴胡引少阳清气上行，此乃禀赋虚弱，元气虚馁，及劳役饥饱，生冷内伤，脾胃引经最要药也"，共为佐使。炙甘草调和诸药，亦为使药。诸药合用，使气虚得补，阴挺下陷得升，则诸症自愈

02 肾虚——舌根胖大

主症	子宫下移，甚者脱出于阴道口外，小腹重坠，劳者加剧，头晕耳鸣、腰膝酸软、大便溏薄、小便清长、夜尿多

舌象分析

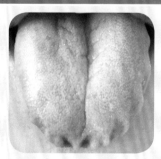

上焦	❶ 犯困嗜睡——舌尖胖大，有齿痕，为气血不足，水湿较重，阳气亏虚，清阳不升，清窍失养。 ❷ 慢性咽炎——舌尖中部凹陷，为肺气不足，咽喉不利。 ❸ 颈椎不好——舌尖中部凹陷，为营卫不和。
中焦	❹ 胃胀——舌中胖大，苔白，为脾胃虚弱，运化无力。 ❺ 大便不成形——舌中胖大，为湿阻中焦，胃肠虚弱。
下焦	❻ 腰膝酸软、腿沉腿凉——舌根胖大，为肾阳不足，寒凝经脉。 ❼ 阴挺——舌根胖大，为肾气不足；苔白腻，为湿浊下注
治则	补肾固脱，益气升提
方药	大补元煎加黄芪
方歌	**大补元煎** 大补元煎景岳方，山药山萸熟地黄， 参草枸杞归杜仲，真阴方耗此方尝
处方	党参 10~20g、山药 30g、熟地黄 10~90g、杜仲 10~20g、当归 10~20g、山茱萸 10g、枸杞子 10~15g、炙甘草 10g、黄芪 40g。 7 剂，水煎服，每次 300ml，早、晚温服
方解	党参大补元气，熟地黄、当归滋阴补血，党参与熟地黄相配；即是景岳之两仪膏，善治精气大耗之证；枸杞子、山茱萸补肝肾，山药甘平，既能补脾、肺、肾之气，又能滋脾、肺、肾之阴；杜仲温肾阳；炙甘草、黄芪补脾益气而升托。诸药配合，功能大补真元，益气养血，故景岳曾称此方为"救本培元第一要方"

　　脾清阳上升之气，要靠肾阳的作用，脾阳不足非常容易导致肾阳不足。当脾阳受损不能升发，全身表现为乏力、眩晕，软绵绵、脏器下垂等状态。同时，脾阳不能运化水湿，导致寒湿之邪会停留体内而趋下，导致下元亏虚，肾气不能固摄；或者由于女子怀孕生产次数较多，肾气受损，出现肾虚不能固摄、子宫脱垂。

临床中脾气虚或肾气虚的单一证型往往少见，多为脾气虚、肾气虚的重叠证型。其实我们不难想象，两者共同作用，维持子宫的正常位置，但凡一个脏器功能正常，均不会导致子宫脱垂。换句话说，脾气亏虚及时纠正，或者还没有严重到损及肾气，肾精就能维持固摄子宫位置；女子多病或多产导致肾虚，如果脾胃功能强健，肾精得到及时的调养补充，也能维持子宫位置。

另外，我们也要注意，脾肾亏虚会导致气滞、痰饮、水湿、寒邪、瘀血的产生。因此，在治疗中，温补脾肾的同时，也要注意祛除这些代谢产物。

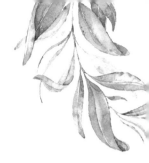

第
五
节

阴痒

阴痒	妇女外阴及阴道瘙痒，甚或痒痛难忍，坐卧不宁，或伴带下量多，称为"阴痒"，又称为"阴门瘙痒"

01 肝肾阴虚——舌红无苔

主症	阴部瘙痒、灼热干涩、外阴皮肤发白变厚（外阴白斑）、萎缩，头晕耳鸣、心悸失眠、五心烦热、腰膝酸软

舌象分析

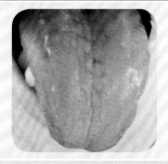

上焦	❶ 头胀——舌尖红，为上焦虚火上炎，热扰清窍。
	❷ 心烦易怒、失眠——舌尖红，为热扰心神，心神不宁。
	❸ 咽干目涩、口干口苦——舌尖红，为热灼津伤。

中焦	④ 胃灼热（烧心）——舌中红，有裂纹，为虚火灼伤。 ⑤ 干呕——舌中质红，为热灼津伤。
下焦	⑥ 腰膝酸软、五心烦热、潮热盗汗——舌根质红，为阴虚火旺、 火热内郁所致。 ⑦ 阴痒、阴道干涩——舌根红，为虚火灼津，津液不足
治则	滋阴补肾，清肝止痒
方药	知柏地黄丸加减
方歌	**地黄丸** 六味地黄益肾肝，山药丹泽萸苓掺； 更加知柏成八味，阴虚火旺可煎餐； 养阴明目加杞菊，滋阴都气五味研； 肺肾两调金水生，麦冬加入长寿丸； 再入磁柴可潜阳，耳鸣耳聋具可安
处方	熟地黄 24g、山茱萸 12g、山药 12g、牡丹皮 9g、泽泻 9g、茯 苓 15g、知母 10g、黄柏 10g。 7 剂，水煎服，每次 300ml，早、晚温服
方解	本方重用熟地黄滋阴补肾、益精填髓，为君药；山茱萸滋肾益肝， 山药滋肾补脾，助熟地黄滋补肾阴，知母清虚热、滋肾阴，黄柏清 肾中伏火、坚肾阴，助熟地黄以滋阴降火，四药共为臣药；茯苓渗 脾湿，泽泻泄肾降浊，牡丹皮清热凉血，三药合用，使补中有泻， 补而不腻，共为佐药

02 肝经湿热——边红苔腻

主症	外阴瘙痒、坐卧不宁，伴带下量多、黄绿如脓、呈泡沫状，有臭 气，心烦易怒，口苦咽干，胸胁胀痛，大便干结，小便黄赤

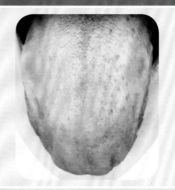

上焦	❶ 头胀——舌尖红，为心火旺盛，热扰清窍。
	❷ 颈椎不好——舌中裂纹，为营卫不和。
	❸ 咽干——舌尖红，为热灼津伤。
	❹ 心烦易怒、失眠——舌尖红，为热扰心神。
中焦	❺ 胃胀——舌中质红、略胖大，为脾胃湿热。
	❻ 急躁易怒——舌两边红，为肝胆火盛。
下焦	❼ 腰膝酸软——舌根胖，为肾阳不足。
	❽ 白带多，外阴瘙痒——舌根胖大，舌两边红，为肾气不足兼有肝胆湿热，下注阴部
治则	清热利湿，杀虫止痒
方药	龙胆泻肝汤加减
方歌	**龙胆泻肝汤** 龙胆泻肝栀芩柴，木通车前泽泻偕； 生地当归与甘草，肝胆实火湿热排。
处方	龙胆草6g、炒黄芩9g、山栀子9g、泽泻12g、木通9g、车前子9g、当归9g、生地黄20g、柴胡10g、生甘草6g。 7剂，水煎服，每次300ml，早、晚温服

本例由肝胆实火上攻、肝经湿热循经下注所致。治宜泻肝胆实火，清下焦湿热。方中龙胆草大苦大寒，上泻肝胆实火，下清下焦湿热，为君药。黄芩、栀子苦寒泻火，燥湿清热，为臣药。泽泻、木通、车前子清热利湿；生地黄、当归滋阴养血，既补肝胆实火所伤之阴血，又可防方中苦燥渗利之品损伤阴液；柴胡疏畅肝胆，与生地黄、当归相伍，恰适肝"体阴用阳"之性，共为佐药。甘草调和诸药，为使药

方解

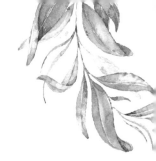

阴疮

阴疮	妇人阴户生疮，局部红肿、热痛，或化脓腐烂，脓水淋漓，甚则溃疡如虫蚀，或者凝结成块，冷肿稀水，不能敛口，或者肿块位于阴道边侧，如有蚕茧，共称为"阴疮""阴蚀"

01 湿热证——舌红苔黄

主症	阴部生疮，红肿热痛，甚则溃烂流脓，黏稠臭秽，头晕目眩，口苦咽干，身热心烦，大便干结

舌象分析

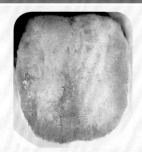

上焦	❶ 头胀——舌尖红，为心火旺盛，热扰清窍。
	❷ 咽干——舌尖红，为热灼津伤。
	❸ 心烦易怒、失眠——舌尖红，为热扰心神。

中焦	④ 胃胀、反酸——舌中胖大，质略红，为脾胃湿热。
	⑤ 急躁易怒——舌两边红，为肝胆火盛。
下焦	⑥ 腰膝酸软——舌根胖大，为肾阳不足。
	⑦ 黄带多、阴疮——舌根胖大，苔黄腻，为下焦湿热，初期多外阴瘙痒，久则流脓
治则	泻肝清热，解毒除湿
方药	龙胆泻肝汤加土茯苓、蒲公英

	龙胆泻肝汤
方歌	龙胆泻肝栀芩柴，木通车前泽泻偕；
	生地当归与甘草，肝胆实火湿热排
处方	龙胆草 6g、炒黄芩 9g、山栀子 9g、泽泻 12g、木通 9g、车前子 9g、当归 9g、生地黄 20g、柴胡 10g、生甘草 6g、土茯苓 20g、蒲公英 10g。
	7 剂，水煎服，每次 300ml，早、晚温服

临床应用	龙胆泻肝汤为清热剂，我们在应用此方的时候，首先要知道它的功效是什么？
	◉ 清脏腑热。
	◉ 清泻肝胆实火。
	◉ 清利肝经湿热。
	了解这个后我们就清楚了，龙胆泻肝汤最主要是治疗肝胆实火，那么针对肝胆实火的病症有哪些呢？我们可以通过循经来了解它所针对的病症都有什么？
	◉ 头痛、目赤、胁痛、口苦、耳聋、耳肿。
	◉ 肝经湿热下注所致的阴肿、阴痒、筋痿、阴汗、小便淋浊，或妇女带下黄臭等。
	笔者在临床上针对肝经火特别旺的患者，往往用这个方，而火势并不是非常重的，用丹栀逍遥散即可。龙胆泻肝汤，偏重于清肝火，而丹栀逍遥散兼可照顾胃肠所受到的影响。当然，龙胆泻肝汤里也可以放入兼顾脾胃的一些药物进行调理和治疗

针对湿热阴疮，平常在临床中还选用一些外用的洗剂：苦参 20g，蛇床子 20g，白鲜皮 20g。水煎后先熏洗，后再冲洗。

02 寒湿证——舌淡苔白

主症	阴疮坚硬，皮色不变，或有疼痛，溃后脓水淋漓，神疲倦怠，食少纳呆

舌象分析

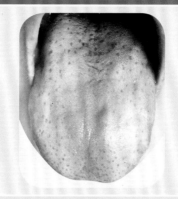

上焦	❶ 头晕——舌尖胖大，为心肺气虚，心血不足，清窍失养。
	❷ 颈椎不好——舌中凹陷，为营卫不和。
	❸ 乳腺增生——舌尖两侧凸起，为增生迹象。
中焦	❹ 胃胀、胃凉——舌中胖大，为脾胃虚弱，水湿阻滞气机。
	❺ 犯困犯懒、乏力——舌中胖大，为中焦脾胃虚弱，气血不足。
下焦	❻ 腰膝酸软、尿频——舌根胖大，为下焦寒湿，肾阳不足，膀胱气化无力。
	❼ 白带多、阴疮——舌根胖大，为阴部水湿外渗，久则阴部肿胀，脓水外流
治则	温经化湿，活血散结
方药	阳和汤（《外科证治全生集》）加苍术、茯苓、莪术、皂角刺

	阳和汤
方歌	阳和汤法解寒凝，贴骨流注鹤膝风； 熟地鹿胶姜炭桂，麻黄白芥甘草随
处方	熟地黄 30g，肉桂 3g，麻黄 6g，鹿角胶（烊化）9g，白芥子 6g，生姜炭 10g，生甘草 3g，苍术 10g，茯苓 20g，莪术 10g，皂角刺 10g。 7 剂，水煎服，每次 300ml，早、晚温服
方解	熟地黄、鹿角胶补精血而助阳；生姜炭、肉桂温通经脉；麻黄、白芥子通阳散滞消疮；莪术、皂角刺行气活血散结；苍术、茯苓燥湿利水以化浊；甘草解毒而调和诸药

外阴疾病的"肝""湿"之变

临床中外阴疾病比较常见，表现形式可谓多种多样，如疮、痒、痛、肿等，当我们遇到这样的疾病时，不管描述的症状有多么的千奇百怪，其实只要牢牢地把握两点，什么地方的问题，问题的根源在哪里，也就是说病位、病因和病性。

首先，说病位。外阴疾病当然病在外阴，外在治疗可以选用外用药物，直接作用于外阴，针对病位而起效。《丹溪心法·能合色脉可以万全》指出："盖有诸内者形诸外……"，什么意思呢，简单地说就是人的身体内部有问题了，必定会在外部表现出来，那么治疗应该内外同治才是正确的方法。如果只注重外部治疗，体内的病情没有得到缓解，那么发病只是时间和部位的问题。我们再看现在很流行的电烧、红光、激光等外在治疗方法，是否缺了内治的一环呢？中医认为，肝经绕阴器，外阴疾病与内在的中医肝系统有关，最直接的脏器就是肝了，另外，肝与脾的生理、病理关系又非常密切，在女子，肝肾同源、精血同源，所以，外阴疾病与肝、脾、肾系统有关。

一说到肝、脾、肾系统，大家会认为，说了这么多，又牵涉了这么多脏腑，太复杂了，其实我们往下看，从虚、实来讲，就会发觉不复杂，反而比较简单。

其次，说病因和病性。中医认为，肝藏血，女子以肝为先天、乙癸同源等理论，不仅局限于女子经、带、胎、产疾病治疗，对女子外阴疾病同样适用。

肝：肝疏泄太过，不仅会上扰头面，而且会下扰阴器，出现外阴疮、痒、肿、痛疾病。

脾：肝疏泄太过，会导致脾胃功能低下，产生水湿，水湿下注，就为外阴疾病打下了基础。

肾：肝疏泄太过导致肝血不足，或素体血虚，精血同源，肾精也会亏虚，肾主水、封藏的功能也会下降，就成为外阴疾病发生、发展的重要因素。

肝、脾、肾功能失调，外阴疾病的发病就有了基础，只等一个机会了。这个机会，就是三脏功能失调所带来的虚实转化。肝肾亏虚，则血虚、阴虚，生内风、虚热，出现疮、痒、肿、痛表现，宜使用当归饮子、消风散、知柏地黄丸治疗；脾肾阳虚，代谢不利产生的湿邪，就会随之寒化，循经过阴器，出现寒湿阻滞外阴，疮、痒等表现，可以使用金匮肾气丸治疗；肝经疏泄太过，火热循经或与湿合，出现火热或湿热阻滞外阴，疮、痒、肿、痛等表现，可以采用龙胆泻肝汤治疗。

在临床中，我们也能看到以下这些情形能够印证以上情况。情绪暴躁或性格要强或容易生闷气的女性，在产生月经病的同时，也容易出现外阴疾病；消化功能不好，或情绪因素导致的消化不良，劳倦内伤耗伤肾气，代谢产物不容易排出去，就会导致湿邪下注，出现带下疾病及外阴瘙痒类疾病。

综上所述，外阴疾病的发生与"肝""湿"直接相关，抓住这两点非常重要。

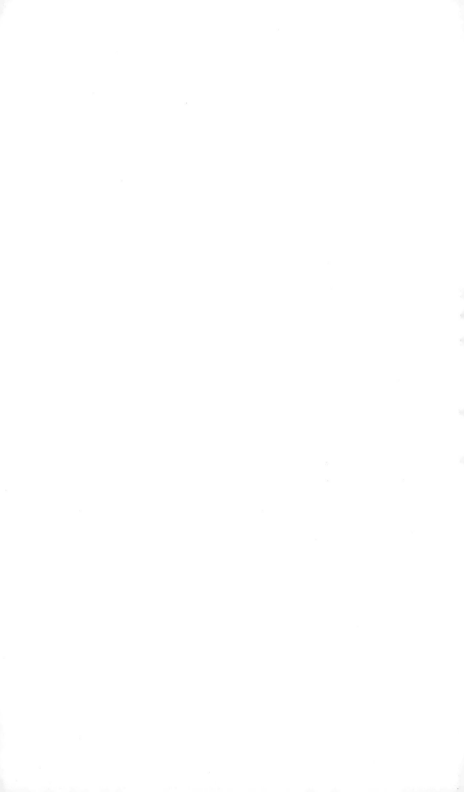